Gewicht
im Griff

Das 10-Punkte-Programm
für mehr Wohlbefinden

MAIKE GROENEVELD | KATHI DITTRICH

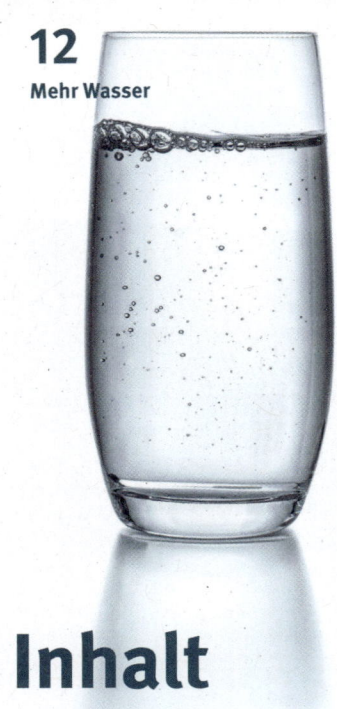

12
Mehr Wasser

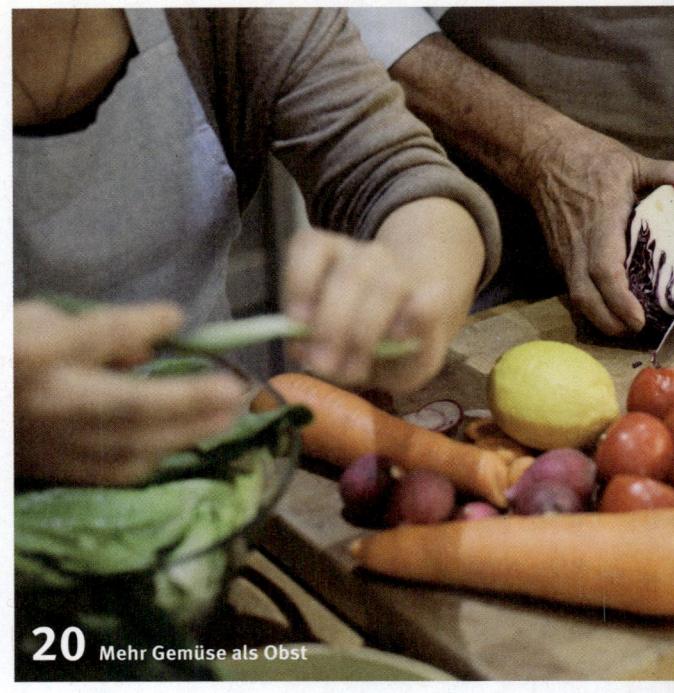

20 Mehr Gemüse als Obst

Inhalt

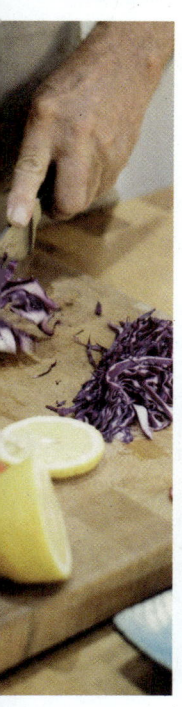

52

Mehr
Sauermilch-
produkte

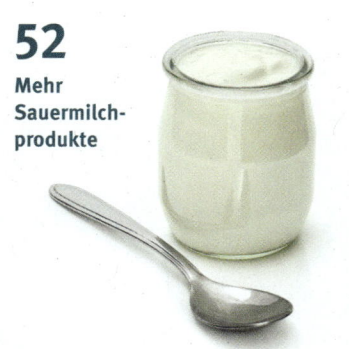

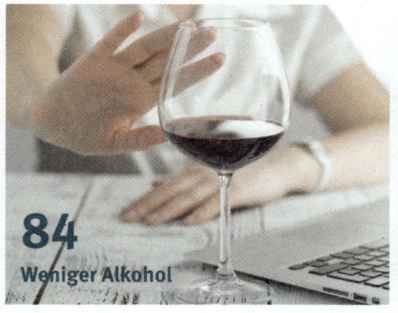

84

Weniger Alkohol

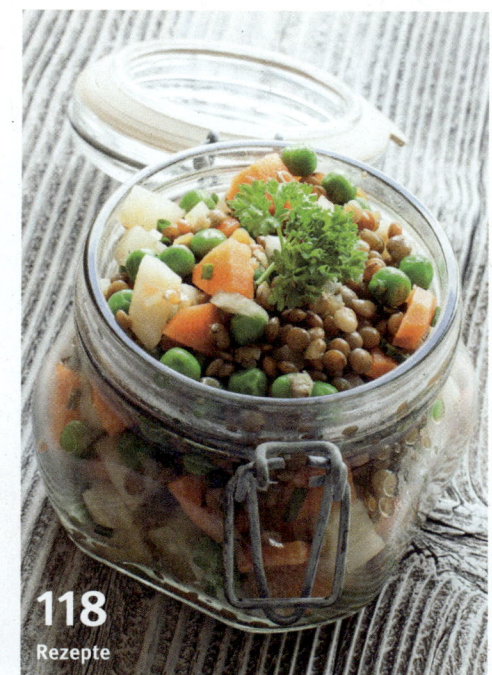

118

Rezepte

Zu diesem Buch

Ihr Wohlbefinden, Ihre Gesundheit und Ihr Gewicht stehen im Mittelpunkt dieses Buches. Sie haben es selbst in der Hand, denn alle drei Bereiche können Sie durch Ihren Lebensstil und insbesondere durch Ihre Ernährungsweise positiv beeinflussen.

Immerhin lassen sich bis zu 90 Prozent aller Diabeteserkrankungen, bis zu 80 Prozent aller Herzinfarkte und rund 50 Prozent aller Schlaganfälle laut Deutscher Gesellschaft für Ernährung (DGE) mit einer gesundheitsfördernden Lebensweise vermeiden.

Eine wichtige Voraussetzung für das Wohlbefinden und die Leistungsfähigkeit ist, dass wir unseren Körper mit allen notwendigen Nährstoffen versorgen – im richtigen Verhältnis und Maß. Hierfür ist eine gute Selbst(für)sorge nötig, jeden Tag. Während wir unser Wohlbefinden täglich erleben und beeinflussen können, ist die Erhaltung der Gesundheit eher ein langfristiges Geschehen. Bereits in jungen Jahren können wir für das höhere Lebensalter vorsorgen.

Eine zentrale Stellschraube ist das Gewicht. Wenn wir es schaffen, – auch mit zunehmendem Alter – normalgewichtig zu bleiben, profitiert unsere Gesundheit am meisten. Damit ist nicht gemeint, sich an einem übertriebenen Schlankheitsideal zu orientieren. Es ist kaum möglich und nicht sinnvoll, mit 50 Jahren noch dasselbe Gewicht wie als 25-Jährige/-r zu haben. Ein leichter Anstieg ist durchaus akzeptabel, das Gewicht sollte trotzdem im Bereich eines normalen Body-Mass-Indexes bleiben → S. 112.

Das 10-Punkte-Programm

Wohlbefinden, Gesundheit und Gewicht hängen unmittelbar damit zusammen, was wir täglich essen. Die nebenstehende Tabelle veranschaulicht zusammengefasst unsere Ernärungsempfehlungen. Es geht grundsätzlich darum, die eigene Ernährungsweise im Hinblick auf „mehr" und „weniger" umzustellen. Das bedeutet auch, ungesündere Lebensmittel durch gesündere und besser verträgliche zu ersetzen. Im Besonderen geht es darum, mehr Vollkorn statt Weißmehl, mehr pflanzliche Alternativen statt Fleisch und mehr gesunde statt ungesunde Fette zu sich zu nehmen.

Unser 10-Punkte-Programm stellt Ihnen die wichtigsten Ernährungsempfehlungen vor. Um es Ihnen so leicht wie möglich zu machen, haben wir Hintergrundwissen und praktische Tipps zu diesen Empfehlungen zusammengefasst. Am Anfang eines jeden Kapitels finden Sie einen Test, mit dem Sie Ihre persönliche Ernährungsweise prüfen können: Wo Sie im Sinne von mehr Wohl-

MEHR	Wasser	→ Seite 12
	Gemüse	→ Seite 20
	Nüsse und Kerne	→ Seite 36
	Vollkorn	→ Seite 42
	Sauermilchprodukte	→ Seite 52
	pflanzliche Eiweißträger	→ Seite 59
	gesunde Fette	→ Seite 68
	Achtsamkeit beim Essen	→ Seite 91
WENIGER	Zucker	→ Seite 76
	Alkohol	→ Seite 84

befinden noch Verbesserungen vornehmen können, ob Anpassungsbedarf besteht oder ob Sie eine neue Richtung einschlagen sollten. Am Ende der Kapitel finden Sie eine Checkliste, mit der Sie Ihre Fortschritte überprüfen können.

 INFO

Und so starten Sie mit unserem **10-Punkte-Programm**: Suchen Sie sich ein beliebiges Thema aus, und versuchen Sie, den Empfehlungen zu folgen. Wenn Sie zwei oder drei Themen umsetzen konnten, ist das schon eine tolle Leistung! Sehen Sie den Ratgeber als Begleiter, der Ihnen zu allen Fragen rund ums Essen und Trinken Tipps gibt – aber jede Freiheit lässt.

In jedem Kapitel erhalten Sie Empfehlungen zur betreffenden Lebensmittelgruppe, die Sie in Ihrem Alltag direkt umsetzen können. Weitere Tipps liefern Rubriken wie „Unterwegs und im Beruf", und „Wichtig für alle, die abnehmen wollen".

Der Ratgeber wird abgerundet mit zahlreichen leckeren Rezepten, mit denen wir Sie direkt zum Nachkochen einladen wollen. Wir verwenden keine exotischen Zutaten, sondern nur jene, die Sie im Haus haben oder in jedem Supermarkt kaufen können. Auch ein Ernährungsplan zur Gewichtsabnahme lässt sich daraus zusammenstellen → Seite 115.

Wir wünschen Ihnen eine anregende Lektüre.

Aus unserer Beratungspraxis

Die wichtigsten Fragen und Antworten

→ Jährlich beantworten wir in unseren bundesweit rund 200 Beratungsstellen Hunderttausende von Fragen und helfen bei der Lösung von Problemen, die Verbraucherinnen und Verbraucher an uns herantragen. Aus dieser täglichen Praxis wissen wir, wo der Schuh drückt und wie konkrete Unterstützung aussehen muss.

Diese Erfahrungen sind Grundlage unserer Ratgeber: mit präzisen, verbraucherorientierten Informationen, zahlreichen Tipps und Hintergrundinformationen zum besseren Verständnis.

Während unsere Ratgeber die besten Empfehlungen für Sie zusammenfassen, finden Sie auf unserer Website Kommentare und Kritiken zu aktuellen Trends und Themen.

Sollte für eine individuelle Frage weiterer Besprechungsbedarf bestehen, hilft unsere Beratung weiter. Eine Übersicht über unser umfassendes Angebot finden Sie unter:

www.verbraucherzentrale.de

Profitieren Sie von unserer Beratungspraxis!

Ich möchte mich vegan oder vegetarisch ernähren. Ist das empfehlenswert?

Eine ausgewogene vegetarische Ernährungsweise, also ohne Fleisch oder Fisch, erfüllt die Empfehlungen der Deutschen Gesellschaft für Ernährung (DGE) und ist für Erwachsene wie Kinder geeignet. Mit einer bewussten Zusammenstellung der Lebensmittelgruppen Gemüse und Obst, Vollkorn- und Milchprodukte, Eier, Hülsenfrüchte, ausgewählte Öle und Nüsse ist dies sogar gesundheitsförderlich: Vegetarier sind meist besser mit Kalium, Magnesium, Folsäure, Vitamin C, E und Ballaststoffen versorgt und haben ein geringeres Risiko für Diabetes Typ II oder Bluthochdruck.

Eine vegane, also rein pflanzliche Ernährung erfordert eine gute Zusammenstellung der pflanzlichen Lebensmittel. Denn sonst fehlen wichtige Lieferanten für einige Vitamine und Mineralstoffe, besonders Vitamin B12, Vitamin B2, Calcium und wichtige Eiweißbausteine. In der Regel ist eine Nahrungsergänzung erforderlich. Für Kinder, Schwangere und Stillende ist eine rein vegane Ernährung laut DGE nicht zu empfehlen.

→ Seite 61

Sind Milch und Milchprodukte ungesund?

Über Kuhmilch und Kuhmilchprodukte wie Milch, Joghurt, Quark und Käse wird seit einiger Zeit immer wieder diskutiert. Ist Milch wirklich gut für uns oder verursacht sie Krankheiten und ruft sie Allergien hervor? Können oder sollten wir besser auf Milch verzichten? Die Antwort lautet: Nein. Es steht außer Frage, dass Milch und Milchprodukte wertvolle Nährstoffe wie hochwertige Proteine, B-Vitamine, Calcium und verschiedene Spurenelemente enthalten. In Studien konnte nachgewiesen werden, dass Milch weder dick noch krank macht, wenn sie nicht im Übermaß getrunken wird. Die DGE, und dieser Empfehlung schließen wir uns an, rät zu moderatem Verzehr: Der Orientierungswert der DGE liegt bei 200 bis 250 Gramm Milch und Milchprodukten sowie 50 bis 60 Gramm Käse pro Tag. Zu einer ausgewogenen Ernährung gehören daher Milch und Milchprodukte dazu.

→ Seite 55

Soll ich auf Gluten verzichten?

Gluten ist eine Eiweißkomponente in bestimmten Getreidearten wie Weizen, Roggen oder Gerste. Nur bei etwa einem Prozent der Bevölkerung, das von der Autoimmunerkrankung Zöliakie betroffen ist, löst Gluten ernste Beschwerden wie chronische Bauchschmerzen, Durchfälle und Blähungen aus. Eine gesicherte Diagnose kann nur durch bestimmte Bluttests und eine Dünndarmbiopsie gestellt werden. Betroffene müssen ihr Leben lang eine streng glutenfreie Ernährung einhalten. Für sie ist unbedingt eine qualifizierte Ernährungsberatung nötig, die vom Arzt verschrieben werden kann. Die Kosten dafür übernimmt in der Regel die Krankenkasse. Adressen qualifizierter Ernährungsberatungen finden Sie im Anhang. → Seite 207 Ohne gesicherte Diagnose, zum Beispiel von Zöliakie, hat eine glutenfreie Ernährung keinen Sinn. Glutenfreie Produkte sind nur für Betroffene vorteilhaft, allen anderen Käufern bietet die Eigenschaft „glutenfrei" in der Regel keine Vorteile.

→ Seite 47

Ich „vergesse" oft zu essen und hole dann alles auf einmal nach. Wie verhindere ich das?

Wer kennt sie nicht, die Heißhungeranfälle? Man hat eine Weile – absichtlich oder unabsichtlich – nichts gegessen und plötzlich werden die Beine schwach, ein flaues Gefühl im Magen ist da. Der Hunger will gestillt werden, und nicht selten ist die Portion dann weit größer, als gut ist. Auch wird in solchen Situationen eher zu „ungesunden" Lebensmitteln gegriffen. Alles, was unmittelbar verfügbar ist, muss eben nicht unbedingt gut für den Körper sein: Fast Food, fettreiche Lebensmittel, Süßes sind dann die erste Wahl.
Um dies zu verhindern, ist eine regelmäßige Nahrungsaufnahme notwendig: Am besten sind drei Hauptmahlzeiten und ein bis zwei Zwischenmahlzeiten am Tag. Der Körper wird so stets mit Energie versorgt, Blutzuckerschwankungen und Heißhungeranfälle werden vermieden und auch der Magen-Darm-Trakt hat es mit kleineren Portionen sehr viel leichter. Regelmäßige Mahlzeiten sind nicht nur für einen optimalen Stoffwechsel wichtig, sondern sorgen auch für Ihr Wohlbefinden und eine konstante Leistungsfähigkeit.

→ Seiten 101, 106

Soll ich Stevia oder Kokosblütenzucker verwenden?

Derzeit werden im Handel viele Ersatzstoffe für Haushaltszucker angeboten, und das nicht ohne Grund: Bei Krankheiten wie Karies, Übergewicht und Diabetes gilt Zucker als Mitverursacher. Die Lebensmittelindustrie bietet mit Kokosblüten-, Birkenzucker, Erythrit und Stevia-Streusüßen Alternativen an, die sie als natürlicher oder auch gesünder bewirbt. Eine Marktstichprobe der Verbraucherzentrale Hessen zeigt aber, dass die meisten dieser Produkte technologisch aufwendig hergestellt sind. Ein weiterer Nachteil: Sie sind durchweg um ein Vielfaches teurer als Haushaltszucker. Eine echte Alternative zu Zucker bietet keiner der trendigen Süßmacher.

Wir empfehlen daher, den Zuckerkonsum generell zu überdenken. In zahlreichen verarbeiteten Lebensmitteln versteckt sich Zucker unter verschiedensten Namen, was erst der genaue Blick auf die Zutatenliste verrät. Wer Lust auf Süßes hat, greift besser auf altbewährte natürliche Süßmacher wie Honig, Fruchtdicksäfte und Trockenfrüchte aus der Region zurück.

→ Seiten 76, 81
Lesen Sie mehr unter: **www.verbraucherzentrale.nrw/natuerliche-suessmacher**

Was halten Sie von Paleo, Low carb und Co.?

Sein Gewicht mittels Diäten zu verringern, erfordert sowohl einen langen Atem als auch die persönliche Bereitschaft, das bisherige Essverhalten zu verändern. Dennoch versprechen viele Diäten ein neues Lebensgefühl und besondere, oft sehr schnelle Erfolge. Auf der Website der Verbraucherzentralen können Sie sich ausführlich über die verschiedenen Konzepte und Ideen hinter den Trendbegriffen informieren. Wir erläutern Erfolgsaussichten, positive wie negative Aspekte und weisen auf Gesundheitsgefahren hin.

Zur Paleo- oder Steinzeitdiät lesen Sie weiter unter:
www.verbraucherzentrale.nrw/mode-diaeten

Unsere Empfehlungen zum Low-Carb-Trend, also zu den fett- und eiweißreichen Diäten, finden Sie unter: → Seite 49
www.verbraucherzentrale.nrw/fett-und-eiweissreiche-diaeten

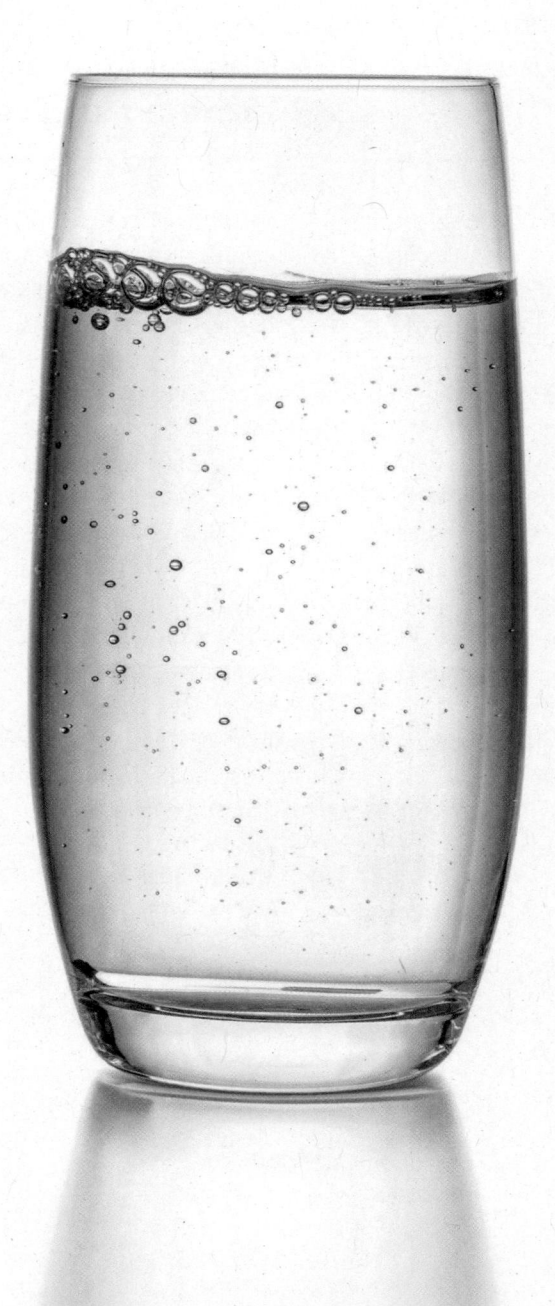

1 Mehr
Wasser

Genug Wasser zu trinken, ist eine der wichtigsten Voraussetzungen für Wohlbefinden und eine hohe Leistungsfähigkeit. Wer genug trinkt, kann besser denken und sich besser konzentrieren.

Test: Wie viel trinken Sie?

WIE VIEL WASSER UND UNGESÜSSTE TEES TRINKEN SIE AM TAG?

6 bis 8 Gläser oder Tassen		❷	3 bis 5 Gläser oder Tassen		❶	weniger als 3 Gläser oder Tassen		⓿

TRINKEN SIE WASSER ZU DEN MAHLZEITEN?

ja, immer		❷	meistens		❶	eher nicht		⓿

HABEN SIE IMMER EIN UNGESÜSSTES GETRÄNK GRIFFBEREIT?

ja, immer		❷	meistens		❶	eher nicht		⓿

WIE HÄUFIG TRINKEN SIE SÜSSE GETRÄNKE WIE FRUCHTSÄFTE, SCHORLEN, LIMONADEN, LIGHTGETRÄNKE?

mehrmals täglich		⓿	höchstens einmal täglich		❶	seltener als 3-mal pro Woche		❷

→ **WIR EMPFEHLEN**
Trinken Sie jeden Tag mindestens 1,5 bis 2 Liter Wasser oder ungesüßten Tee. Das sind 6 bis 8 Gläser oder Tassen.

Wasser ist lebensnotwendig

Unser Körper besteht zu fast zwei Dritteln aus Wasser. Wasserteilchen transportieren wie Güterzüge lebensnotwendige Stoffe vom Verdauungstrakt in alle Körperzellen und befördern „Abfallstoffe" aus den Zellen in die Nieren. Weil unser Körper über Nieren, Lunge und Haut ständig Wasser verliert, müssen wir es permanent „nachfüllen". Die Verluste summieren sich auf etwa 2 Liter am Tag, an heißen Tagen und beim Sport kann es leicht das Doppelte sein. Bereits bei einem Verlust von etwa einem Liter – also schon nach einigen Stunden – sind Leistungsfähigkeit und Konzentrationsvermögen vermindert. Das Wohlbefinden leidet sogar weit früher. Deshalb ist es so wichtig, stets ausreichend Flüssigkeit zu sich zu nehmen. Wer ausreichend

 HÄTTEN SIE'S GEWUSST?

Wassermangel ist häufiger Verursacher von spröden Lippen und Kopfschmerzen.

Wasser trinkt, wird zudem durch eine glatte Haut und einen reinen Teint belohnt.
Woran sehe ich, ob ich genug trinke?
Ob Sie genug trinken, können Sie leicht am Urin feststellen, sofern Sie keine Vitaminpräparate nehmen oder Rote Bete gegessen haben. Der Urin sollte in der Regel hellgelb und durchsichtig sein. Wenn er eine dunkelgelbe Farbe und einen starken Geruch hat,

trinken Sie eindeutig zu wenig. Falls Sie Multivitaminsäfte trinken oder Vitaminpräparate nehmen, kann der Urin aufgrund der Vitamine eine kräftige gelbe Farbe annehmen. Beim Verzehr größerer Mengen Rote Bete kann er sich rötlich färben.

Das beste Getränk: Wasser

Wasser ist das beste Getränk für unseren Körper. Ob als Leitungs- oder Mineralwasser oder als ungesüßter Tee, in jeder Form liefert es die Flüssigkeit, die unser Körper braucht, und das völlig kalorienfrei.

Leitungswasser hat viele Vorteile: Es ist preisgünstig, überall in Deutschland in guter Qualität verfügbar und das Kistenschleppen erübrigt sich. Die Zusammensetzung des Leitungswassers ist in jeder Stadt verschieden. Die meisten Wasserversorger präsentieren aktuelle Daten zur Wasseranalyse auf ihren Internetseiten. Sie können auch Leitungswasser zum Beispiel mit einem Sodastream mit Kohlensäure versetzen.

Ungesüßte **Kräuter- und Früchtetees** sind dem Leitungswasser ebenbürtig, ebenfalls leicht verfügbar und preiswert. Bereiten Sie sich morgens und nachmittags gleich eine ganze Kanne Tee zu. Verzichten Sie jedoch auf vorgefertigte Eistees und teeähnliche Getränke. Sie enthalten meistens zu viel Zucker oder andere Süßungsmittel.

Wenn Ihnen Tee und Leitungswasser nicht schmecken, ist **Mineralwasser** eine gute Al-

 INFO

Mineralwasser enthält im Vergleich zu Leitungswasser viele Mineralstoffe. Der Gehalt steht auf dem Etikett.

- Achten Sie auf hohe **Calcium- und Magnesiumgehalte,** denn beide Mineralstoffe werden für den Aufbau der Knochen und Zähne und die Funktionen von Muskeln und Nerven benötigt. Einige Mineralwässer enthalten bis zu 500 Milligramm Calcium und bis zu 300 Milligramm Magnesium pro Liter.
- Wer beim Sport viel schwitzt, sollte auf einen hohen Natriumgehalt (mehr als 200 mg/l) achten.
- Mineralwässer mit hohem Gehalt an Hydrogencarbonat und wenig Sulfat haben einen positiven Einfluss auf den Säure-Basen-Haushalt des Körpers.

ternative. Für die Auswahl zählen drei Kriterien: die Inhaltsstoffe, der Geschmack und der Gehalt an Kohlensäure. Verzichten Sie auf aromatisierte Mineralwässer. Sie enthalten meistens künstliche Aromen und Süßungsmittel.

Probieren Sie verschiedene Mineralwässer, denn jedes schmeckt anders. Finden Sie heraus, welches Ihnen am besten schmeckt. Aus ökologischer Sicht ist es sinnvoll, Mineralwässer aus der Region zu bevorzugen.

Nicht empfehlenswert: Süßgetränke

Es gibt ein riesiges Angebot an **Getränken mit Süßgeschmack**: Softdrinks, Limonaden, Lightgetränke, Energydrinks, Multivitamingetränke, Eistees und vieles mehr. Allen Getränken ist gemeinsam, dass sie relativ viel (Frucht-)Zucker oder Süßstoffe enthalten. Ein hoher Zuckergehalt lässt den Energiegehalt steigen und Süßstoffe steigern die Vorliebe für Süßes. Deshalb sind Süßgetränke nur für den gelegentlichen Genuss in Maßen, aber nicht als Standardgetränke geeignet.

 HÄTTEN SIE'S GEWUSST?

Handelsübliche **Fruchtsaftschorlen** bestehen in der Regel je zur Hälfte aus Fruchtsaft und Wasser. Apfelschorle enthält z. B. etwa 14 Gramm Zucker pro 250 Milliliter. Das sind etwa 1,5 Esslöffel Zucker, die rund 60 Kilokalorien liefern.

Wie erkenne ich, wie viel Zucker drin ist?

Sehen Sie sich bei Getränken die Zutatenliste an: Wenn Zucker zugesetzt wurde, erscheint er in der Zutatenliste. Kalkulieren Sie die Menge an Zucker, die in der von Ihnen gewünschten Portion enthalten ist.

→ TIPP

Mischen Sie Fruchtsaftschorlen mit der gleichen Menge an Wasser. So erhalten Sie einen geeigneten Durstlöscher für besondere Gelegenheiten. Für Sportler ergibt sich so ein isotonisches Getränk, das erheblich kostengünstiger ist als handelsübliche isotonische Sportgetränke.

Getränke mit anregender Wirkung

Trinken Sie **koffeinhaltige Getränke** wie Kaffee, schwarzen oder grünen Tee, wenn Sie eine kreislaufanregende Wirkung wünschen. Für Erwachsene sind drei bis vier Tassen Kaffee oder Tee eine angemessene Menge. Dann zählen sie auch für die Flüssigkeitsbilanz. Vorsicht bei **Energydrinks**: Sie enthalten neben Zucker oder anderen Süßungsmitteln teilweise sehr große Mengen an Koffein und anderen aufmunternden Stoffen (z. B. Taurin) und sind deswegen für Kinder, Schwangere und Stillende tabu.

Tipps für gute Trinkgewohnheiten

Zählen Sie zu den Personen, die selten Durst verspüren und deshalb das Trinken vergessen? Motivieren Sie sich selbst, indem Sie gute Trinkgewohnheiten schaffen. Trinken Sie zu festen Zeiten oder Gelegenheiten ein Glas Wasser, z.B.:

→ nach dem Aufstehen
→ zu den Mahlzeiten
→ wenn Sie an Ihrem Arbeitsplatz eintreffen
→ wenn Sie nach Hause kommen ...

Nach ein paar Wochen sagt Ihnen Ihr Durstgefühl, wann es Zeit für das nächste Glas Wasser ist.

Unterwegs und im Beruf

Nicht nur zu Hause, auch am Arbeitsplatz und unterwegs: Stellen Sie sich immer und überall ein Getränk bereit, z.B. einen Krug mit Leitungswasser, eine Flasche Mineralwasser oder eine Kanne Ihres Lieblings-Kräutertees. Nehmen Sie auf längere Fahrten eine Wasserflasche für unterwegs mit.

→ **TIPP**

Aromatisieren Sie Leitungswasser mit ein paar Blättern frischer Minze, ein paar frischen Beeren oder einer Scheibe Biozitrone. Das schmeckt erfrischend und sieht ansprechend aus. Abwechslung bietet auch die Wahl zwischen gesprudeltem und stillem Wasser. Probieren Sie verschiedene Kräuter- und Früchtetees.

ⓘ BEISPIEL

Ein handelsübliches Mineralwasser mit Limetten-Gurken-Minz-Geschmack enthält laut Angabe auf dem Etikett „nur" drei Gramm Zucker pro 100 Milliliter. Die ganze 1,5-Liter-Flasche bringt es aber auf 45 Gramm, das sind 4,5 Esslöffel Zucker oder 180 Kilokalorien.

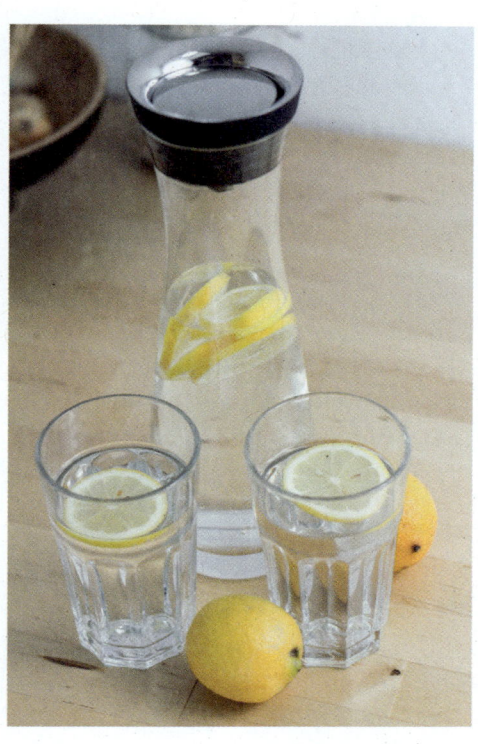

▶ Wichtig für alle, die abnehmen wollen

Wer viel trinkt, hält seinen Hunger besser im Zaum. Umgekehrt gilt: Wer wenig trinkt, lässt sich leichter zum Essen verleiten. Der Grund: Wir verwechseln oft Durst mit Appetit. Aufgrund eines leichten Unwohlseins greifen wir zu etwas Essbarem, obwohl unser Körper eigentlich nach Wasser verlangt. Machen Sie regelmäßiges Trinken deshalb zu Ihrer Gewohnheit und vermeiden Sie so eine unnötige Kalorienaufnahme.

Ausreichendes Trinken unterstützt das Abnehmen, indem es den Stoffwechsel anregt. Selbstverständlich sollte eine Kalorienaufnahme über Getränke vermieden werden. Wasser und Kräutertee sind deshalb die Standardgetränke zum Durstlöschen.

Getränke, die nicht beim Abnehmen helfen

Der Nutzen von Light-Getränken ist umstritten, selbst wenn sie aufgrund der Zugabe von Süßstoffen kalorienfrei sind. Der intensive Süßgeschmack der Süßstoffe stört das natürliche Geschmacksempfinden. Die Geschmacksnerven werden unempfindlicher für den süßen Geschmack und verlangen nach immer mehr Süßem. Fruchtsäfte, Limonaden, Eistees und Milch(-Mischgetränke) enthalten zu viel Zucker und sind beim Abnehmen kontraproduktiv. Sie begünstigen Blutzuckerschwankungen und regen die Bildung des Hormons Insulin an, das den Fettaufbau fördert. Obwohl sie viele Kalorien liefern, machen sie nicht satt, im Gegenteil, sie können sogar den Appetit steigern. Auch alkoholische Getränke haben einen hohen Kaloriengehalt. Trinken Sie deshalb besser wenig oder gar keinen Alkohol, wenn Sie Ihr Gewicht reduzieren wollen. → Seite 84, 88

→ TIPP

Notieren Sie an mehreren Tagen, wie viel Sie trinken. Stellen Sie sich morgens die gewünschte Menge an Getränken parat und überprüfen Sie am Abend, ob Sie alles getrunken haben. Alternativ können Sie ein **Trinktagebuch** führen.

Check: Überprüfen Sie Ihre Fortschritte

Wie viel trinken Sie?

Datum: _____

UHRZEIT	GETRÄNK	MENGE
Summe		

Strichliste

Alternativ können Sie auch eine Tages-Strichliste führen: Fügen Sie für jedes getrunkene Glas oder jede Tasse einen Strich ein.

Trink-, Mineralwasser	
Kräuter- oder Früchtetee	
Kaffee, schwarzer Tee	
kalorienfreie Getränke	
Fruchtsäfte, Limonaden	
Alkohol	

Auswertung: Mit sechs bis acht Strichen am Tag in den grünen Zeilen und möglichst wenig Strichen in den gelben und roten Zeilen liegen Sie genau richtig.

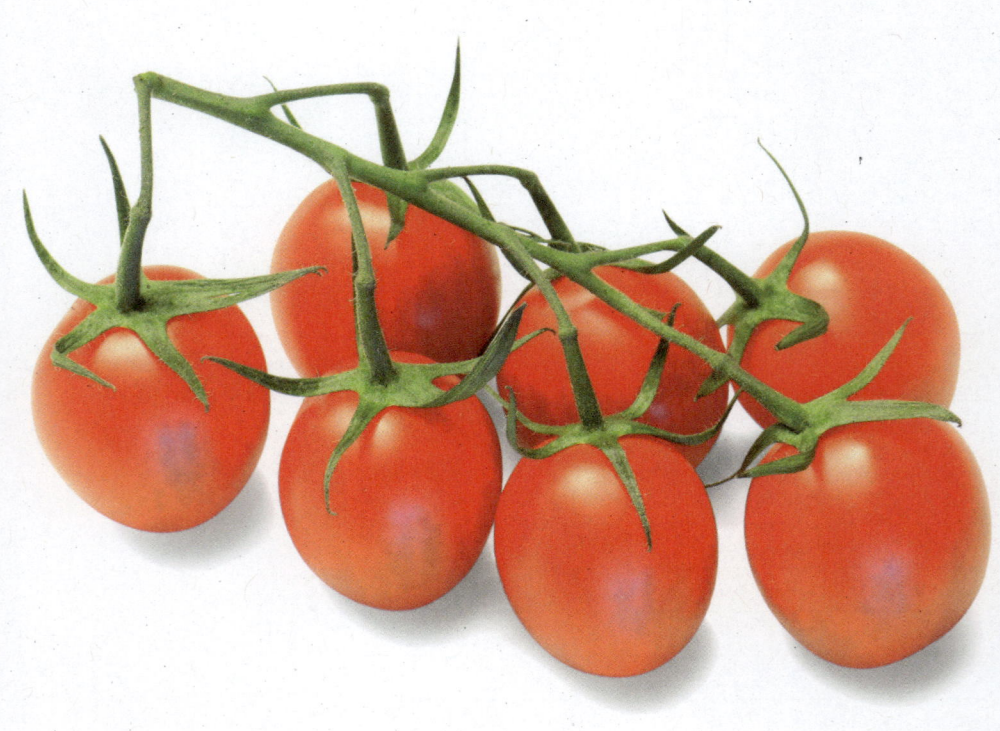

2 Mehr Gemüse
als Obst

Wer reichlich Gemüse und Obst isst, fühlt sich wohler und ist gesünder. Denn Gemüse und Obst enthalten neben etlichen Vitaminen und Mineralstoffen sogenannte sekundäre Pflanzenstoffe. Das sind natürliche Substanzen, die eine gesundheitsfördernde Wirkung ausüben.

Test: Sind Sie ein Gemüse- und Obstfan?

WIE OFT ESSEN SIE GEMÜSE ODER SALAT?		
täglich ☐ ❷	4- bis 5-mal pro Woche ☐ ❶	seltener als 3-mal pro Woche ☐ ⓿

WIE VIELE VERSCHIEDENE GEMÜSEARTEN HABEN SIE VORRÄTIG, Z.B. IN IHREM GEMÜSEFACH IM KÜHLSCHRANK ODER IM TIEFKÜHLER?		
mehr als 5 ☐ ❷	2 bis 4 ☐ ❶	gar keine ☐ ⓿

WIE OFT ESSEN SIE HÜLSENFRÜCHTE WIE BOHNEN, LINSEN, ERBSEN?		
mindestens einmal pro Woche ☐ ❷	2- bis 3-mal im Monat ☐ ❶	gar nicht ☐ ⓿

WIE VIEL OBST ESSEN SIE?		
etwa 1 bis 2 Portionen am Tag ☐ ❷	etwa 5 Portionen pro Woche ☐ ❶	Ich esse kein Obst. ☐ ⓿

→ **WIR EMPFEHLEN**

Essen Sie mehr Gemüse als Obst. Mit mindestens drei Portionen Gemüse und zwei Portionen Obst liegen Sie richtig.

Was kann Gemüse, was Obst?

Gemüse kann eine Menge für unsere Gesundheit tun. Denn es enthält nicht nur Vitamine und Mineralien, sondern auch viele sekundäre Pflanzenstoffe. Die gelb-roten Farbstoffe in Möhren, Kürbis und Tomaten können unsere Körperzellen beispielsweise vor Angriffen durch schädliche Sauerstoffverbindungen („freie Radikale") schützen. Die scharfen Geschmacksstoffe in Zwiebeln, Lauch und Knoblauch haben antibiotische Wirkungen, d. h., sie helfen bei der Infektabwehr. Einige Substanzen in Brokkoli und Kohlgemüse sollen sogar vor Krebs schützen, weil sie die Entgiftungsfunktionen des Körpers für krebserregende Stoffe anregen.

Obst ist ebenfalls eine wichtige Quelle für Vitamine, Mineralstoffe und sekundäre Pflanzenstoffe mit gesundheitsfördernder Wirkung. Da wir Obst meistens roh essen, liefert es uns auch hitzeempfindliche Vitamine wie das Vitamin C. Zudem hat es den Vorteil, dass es süß schmeckt und praktisch verzehrfertig vom Baum oder Strauch kommt. Das kann allerdings auch dazu führen, dass viele Menschen zu oft in den Obstkorb greifen. Zwei Portionen Obst am Tag (ca. 250 Gramm) sind für die Zufuhr an Vitaminen und Mineralstoffen völlig ausreichend. Denn im Vergleich zu Gemüse enthält Obst relativ viel (Frucht-)Zucker, der aber auch vielen verarbeiteten Lebensmitteln als Süßungsmittel zugesetzt wird. Im Übermaß genossen, kann er sich ungünstig auf den Stoffwechsel auswirken und zum Beispiel zu Magen- und Darmbeschwerden führen.

INFO

„5 am Tag" steht für fünf Portionen Gemüse und Obst am Tag. Das Netzwerk der weltweiten Kampagne besteht aus ca. 100 Partnern aus Gesundheit und Wirtschaft und beruht auf einer Initiative des Weltkrebsforschungsfonds. Ziel ist es, den Gemüsekonsum zu steigern. In Deutschland steht die Kampagne unter der Schirmherrschaft des Bundesministeriums für Gesundheit und des Bundesministeriums für Ernährung und Landwirtschaft.

Eine **Portion Gemüse** *kann sein:*
- 1 kleiner Kohlrabi, 1 Paprika oder 3 Tomaten
- 2 Hände voll Salat oder klein geschnittener Möhren
- 2 Hände voll TK-Brokkoli, -Spinat oder -Champignons (ca. 125–150 g)
- 1 kleine Dose Gemüse (ca. 125–150 g)
- 1 Handvoll getrocknete Hülsenfrüchte

wie Linsen oder Erbsen. Alternativ: 2 Hände voller verzehrfertiger Bohnen, Linsen oder Erbsen (ca. 150 g)
- 1 Handvoll Sauerkraut oder sauer eingelegtes Gemüse
- 1 Glas Gemüsesaft oder Smoothie

So viel ist eine **Portion Obst:**
- 1 Apfel, 1 Banane, 1 Orange oder 1 Pfirsich
- 2–3 Aprikosen oder Pflaumen
- 2 Hände voll Erdbeeren, Himbeeren, oder Weintrauben
- 4 EL Fruchtkompott (möglichst ohne Zucker)
- 5 Trockenpflaumen oder getrocknete Aprikosen
- 1 Glas Fruchtsaft mit 100 % Fruchtgehalt oder 1 Smoothie
- ½ Handvoll Nüsse (ca. 25 g)

Weitere Informationen unter: **www.5amtag.de**

Mehr als 200 Langzeitstudien zeigen: Wer viel Gemüse und regelmäßig Obst isst, baut einen natürlichen Schutz vor Bluthochdruck, Herz-Kreislauf-Erkrankungen und einigen Krebserkrankungen auf. Deshalb empfehlen Gesundheitsbehörden „fünf am Tag". Gemeint sind mindestens drei Portionen Gemüse (entspricht ca. 400 bis 500 Gramm) und etwa zwei Portionen Obst (entspricht ca. 250 Gramm) → Kasten oben.

Die Vorteile liegen also auf der Hand. Trotzdem essen fast 90 Prozent der Deutschen wenig Frisches. Vor allem beim Gemüse hapert es. Nur jede siebte Frau und jeder neunte Mann isst genügend Gemüse. Und Sie?

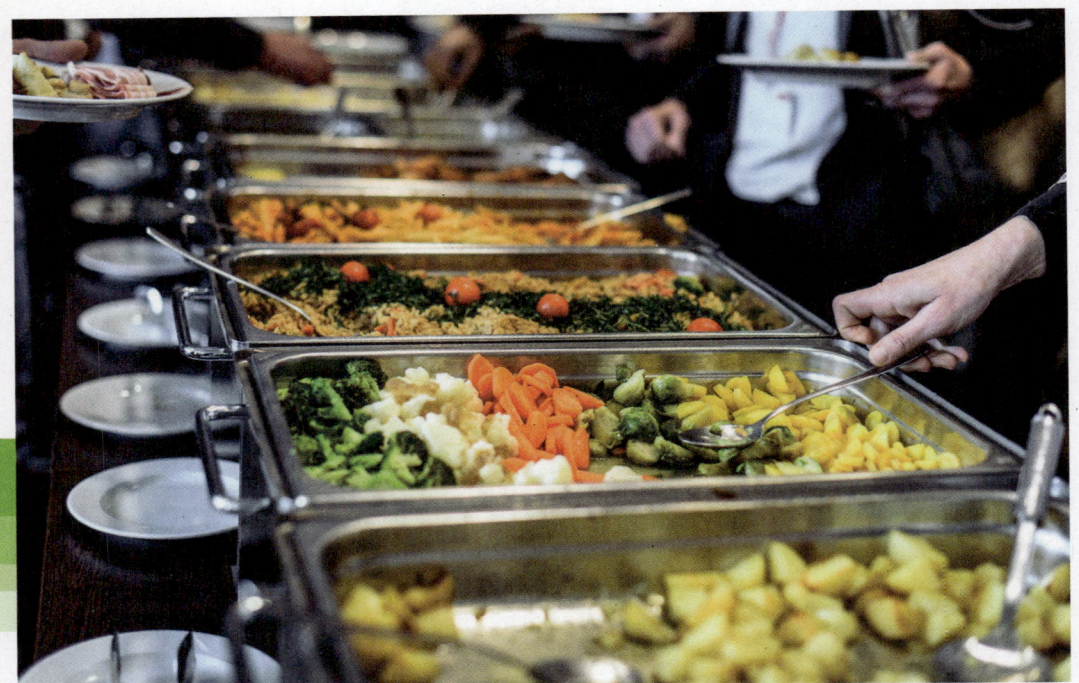

→ **TIPP**

Wiegen Sie doch mal probehalber an einigen Tagen aus, wie viel Gemüse, Salate und Hülsenfrüchte Sie essen. Wenn Sie locker auf mindestens 400 Gramm am Tag kommen, sind Sie im grünen Bereich (im wahrsten Sinne des Wortes). Falls nicht, ist es lohnenswert, dieser bunten, geschmacksintensiven und vielfältigen Lebensmittelgruppe mehr Aufmerksamkeit zu schenken.

Tipps für mehr Gemüse im Alltag

1. Füllen Sie Ihren Teller mindestens einmal (besser zweimal) am Tag zur Hälfte mit Gemüse oder Salat. Essen Sie mindestens einmal pro Woche Hülsenfrüchte wie Bohnen, Linsen oder Erbsen.

2. Welche Gemüsearten essen Sie gerne? Unsere Checkliste „Gemüse entdecken" will Ihnen dafür einige Anregungen geben → Seite 26. Vielleicht erinnern Sie sich an einzelne Gemüsearten, die Sie lange nicht mehr gegessen haben und mal wieder probieren möchten. Wenn Sie Gemüsearten entdecken, die Sie noch nicht kennen, lassen Sie sich durch unsere Rezepte → ab Seite 118 oder Kochbücher inspirieren.

3. Beginnen Sie, mehr Gemüse zu essen, wenn es Ihnen keinen Aufwand macht – in der Kantine oder im Restaurant. Nehmen Sie einen Salat als Vorspeise und eine extragroße Portion Gemüse als Beilage. Essen Sie im Urlaub ganz bewusst regionale Gemüsegerichte und probieren Sie Gemüsearten aus, die Sie noch nicht kennen. Wenn Sie einmal auf den Geschmack gekommen sind, möchten Sie es sicher auch gerne zu Hause nachkochen.

4. Probieren Sie neue Zubereitungsarten für Gemüse aus: Kürbis aus dem Backofen, Sellerie als Püree, Auberginenauflauf – es gibt Dutzende Möglichkeiten, Gemüse lecker und schnell zuzubereiten. Verwenden Sie neue Gewürze: Kreuzkümmel gibt Spinat und Kohlgemüse eine orientalische Note. Zitronengras und Ingwer verleihen Kürbis, Möhren und Co. ein frisches, asiatisches Aroma. Siehe z.B. Kichererbsenpaste „Tausendundeine Nacht" → Seite 135, Indische Kokos-Linsensuppe → Seite 162, Schmorhähnchen mit Kurkuma → Seite 182, oder Safran-Fischsuppe mit Gemüse → Seite 156.

5. Sorgen Sie dafür, dass Sie immer genügend Gemüse im Hause haben. Nicht jedes Gemüse muss tagesfrisch zubereitet werden. Viele Gemüsearten halten sich im Gemüsefach des Kühlschranks problemlos einige Tage. Füllen Sie Ihr Gemüsefach einmal pro Woche mit länger haltbarem Gemüse wie Möhren, Sellerie, Gurken und Kohlrabi. Lediglich Blattgemüse, z.B. Blattsalate, Spinat oder Mangold, muss frisch eingekauft werden. Halten Sie auch immer ein paar Packungen Tiefkühlgemüse oder einige Konserven (z.B. Kidneybohnen, gewürfelte Tomaten) vorrätig.

6. Sorgen Sie für Abwechslung und essen Sie das, was die Natur Ihnen gerade bietet: Unseren Saisonkalender Obst und

 HÄTTEN SIE'S GEWUSST?

Tiefkühlgemüse ist eine gute Alternative zum frischen Gemüse, denn es ist erntefrisch verarbeitet und schockgefroren, sodass die natürlichen Gehalte an Vitaminen und Mineralstoffen weitgehend erhalten bleiben. Vorteil in der Küche: Es lässt sich mit wenig Aufwand und relativ schnell zubereiten. Achten Sie beim Einkauf darauf, dass Sie möglichst das reine Gemüse ohne weitere Zutaten auswählen, also z.B. Blattspinat statt Rahmspinat und Mischgemüse ohne Soße.

Gemüse finden Sie hier: → Seiten 27–29. Im Frühling erfreuen wir uns an Spargel und jungem Spinat, im Sommer sind frische grüne Erbsen und Fenchel ein Genuss und im Herbst Kürbis und Zucchini. Im Winter bieten sich Möhren, Lauch, Kohl und Hülsenfrüchte an. So wird der Speiseplan nie langweilig. Zudem schmeckt Gemüse aus der Region meist besser und ist umweltfreundlicher.

→ **BUCHTIPP**
Im Kochbuch „Vegetarisch kochen" der Verbraucherzentrale finden Sie viele unkomplizierte Gemüsegerichte, nach Jahreszeiten sortiert.
www.ratgeber-verbraucherzentrale.de

Check: Gemüse entdecken

GEMÜSE	KENNE ICH	MAG ICH	PROBIERE ICH	GEMÜSE	KENNE ICH	MAG ICH	PROBIERE ICH	SALAT	KENNE ICH	MAG ICH	PROBIERE ICH	HÜLSEN-FRÜCHTE	KENNE ICH	MAG ICH	PROBIERE ICH
Auberginen				Porree/Lauch				Eisbergsalat				Dicke Bohnen			
Stauden- und Knollensellerie				Radieschen				Endiviensalat				grüne Bohnen			
Blumenkohl				Rettich				Feldsalat				Kidneybohnen			
Brokkoli				Rosenkohl				Kopfsalat				Prinzessbohnen			
Champignons				Rote Bete				Radicchio				Stangenbohnen			
Chicorée				Rotkohl				Romanasalate				weiße Bohnen			
Chinakohl				Schwarzwurzeln				Rucola				grüne Erbsen			
Fenchel				Spargel				Postelein				Kichererbsen			
Grünkohl				Spinat								Zuckerschoten			
Gurke				Steckrüben								Belugalinsen			
Kartoffeln				Tomaten								Berglinsen			
Kohlrabi				Topinambur								braune Linsen			
Kürbis				Weißkohl								gelbe Linsen			
Mangold				Wirsing								Le-Puy-Linsen			
Meerrettich				Zuckermais								rote Linsen			
Möhren				Zucchini											
Paprika				Zwiebel											
Pastinaken															

Saisonkalender der Verbraucherzentrale Nordrhein-Westfalen

Heimisches Obst

	Jan	Feb.	März	April	Mai	Juni	Juli	Aug.	Sept.	Okt.	Nov.	Dez.
Äpfel	Lager	Lager	Lager	Lager	Lager			Freiland	Freiland	Freiland	Lager	Lager
Aprikosen							Freiland	Freiland				
Birnen	Lager							Freiland	Freiland	Lager	Lager	Lager
Brombeeren								Freiland	Freiland	Freiland		
Erdbeeren					Geschützt	Freiland	Freiland	Freiland		Geschützt		
Heidelbeeren							Freiland	Freiland				
Himbeeren						Geschützt	Freiland	Freiland				
Johannisbeeren							Freiland	Freiland				
Kirschen, sauer							Freiland	Freiland				
Kirschen, süß						Geschützt	Freiland	Freiland				
Mirabellen							Freiland	Freiland				
Pfirsiche							Freiland	Freiland				
Pflaumen								Freiland	Freiland			
Quitten										Freiland	Freiland	
Stachelbeeren							Freiland	Freiland	Freiland			
Tafeltrauben								Freiland	Freiland	Freiland		
	Jan	Feb.	März	April	Mai	Juni	Juli	Aug.	Sept.	Okt.	Nov.	Dez.

Sehr geringe Klimabelastung:

 Freilandprodukte

Geringe bis mittlere Klimabelastung:

 „Geschützter Anbau" (Abdeckung mit Folie oder Vlies, ungeheizt)

 Lagerware

 Produkte aus ungeheizten oder schwach geheizten Gewächshäusern

Hohe Klimabelastung:

 Produkte aus geheizten Gewächshäusern

Heimisches Gemüse – wann gibt es was?

Legende der Symbole: ☀ = Freilandware (Saison), 📦 = Lagerware, 🍃 = frühe Freilandware, 🏠 = Ware aus geschütztem Anbau

	Jan.	Feb.	März	April	Mai	Juni	Juli	Aug.	Sep.	Okt.	Nov.	Dez.
Blumenkohl				🍃	☀	☀	☀	☀	☀	☀	☀	
Bohnen						☀	☀	☀	☀	☀		
Brokkoli					☀	☀	☀	☀	☀	☀		
Chicorée	📦	📦	📦	📦	📦	📦	📦	📦	📦	📦	📦	📦
Chinakohl	📦	📦	📦	📦	🍃	☀	☀	☀	☀	☀	☀	📦
Erbsen					☀	☀	☀	☀	☀			
Fenchel					🍃	☀	☀	☀	☀	☀	☀	
Grünkohl	☀	☀							☀	☀	☀	☀
Gurken: Salat-, Minigurken		🏠	🏠	🏠	🏠	🏠	🏠	🏠	🏠	🏠		
Gurken: Einlege-, Schälgurken						☀	☀					
Kartoffeln	📦	📦	📦	📦	📦	📦/☀	☀/📦	📦/☀	📦/☀	☀/📦	📦/☀	📦
Kohlrabi					🍃/☀	☀	☀	☀	☀	☀	🏠	
Kürbis	📦	📦	📦						☀	☀	☀	📦
Möhren	📦	📦	📦	📦	📦	🍃/☀	☀	☀	☀	☀	☀	📦
Pastinaken; Wurzelpetersilie	📦	📦							☀	☀	☀	📦
Porree (Lauch)	📦/☀	📦/☀	☀	☀	☀	☀	☀	☀	☀	☀	☀	☀
Radieschen				🏠/🍃	☀	☀	☀	☀	☀	☀	☀/🏠	
Rettich	📦	📦	📦	📦	🍃/📦	☀	☀	☀	☀	☀	☀	📦
Rhabarber				🍃	☀	☀	☀	☀				
Rosenkohl	☀/📦	☀/📦	📦						☀	☀	☀	☀
Rote Bete	📦	📦	📦	📦	📦	☀	☀	☀	☀	☀		📦
Rotkohl	📦	📦	📦	📦	📦	🍃/📦	☀	☀	☀	☀	☀	📦
Schwarzwurzel	📦	📦	📦						☀	☀	☀	📦

Legende: 📦 = Lagerware · ☀️ = Freiland · 🍃 = geschützter Anbau · 🏠 = Gewächshaus

	Jan.	Feb.	März	April	Mai	Juni	Juli	Aug.	Sep.	Okt.	Nov.	Dez.
Sellerie: Knollensellerie	📦	📦	📦	📦	📦	📦	☀️	☀️	☀️	☀️	☀️	📦
Sellerie: Stangensellerie					🍃	☀️	☀️	☀️	☀️	☀️		
Spargel				🍃☀️	☀️	☀️						
Speiserüben (Mai-/Herbstrüben)					🍃	☀️	☀️	☀️	☀️	☀️		
Spinat				☀️	☀️	☀️	☀️	☀️	☀️	☀️		
Spitzkohl	📦	📦			🍃	☀️	☀️	☀️	☀️	☀️		📦
Steckrüben (Kohlrüben)	📦	📦						☀️	☀️	☀️	☀️	📦
Tomaten: geschützter Anbau						🍃	🍃	🍃	🍃			
Tomaten: Gewächshaus			🏠	🏠	🏠🍃	🏠🍃	🏠🍃	🏠🍃	🏠🍃	🏠		
Weißkohl	📦	📦	📦	📦	📦🍃	📦🍃	☀️	☀️	☀️	☀️	☀️	📦
Wirsingkohl	📦	📦	📦	📦	📦	🍃	☀️	☀️	☀️	☀️	☀️	📦
Zucchini						🍃	☀️	☀️	☀️	☀️		
Zuckermais								☀️	☀️	☀️		
Zwiebeln	📦	📦	📦	📦	📦	📦🍃	☀️	☀️	☀️	☀️	📦	📦
Zwiebeln: Bund-, Lauch-, Frühlings-				🍃☀️	☀️	☀️	☀️	☀️	☀️	☀️		

Heimische Salate – Wann gibt es was?

	Jan.	Feb.	März	April	Mai	Juni	Juli	Aug.	Sep.	Okt.	Nov.	Dez.
Eissalat					🍃☀️	☀️	☀️	☀️	☀️	☀️		
Endiviensalat					🍃☀️	☀️	☀️	☀️	☀️	☀️		
Feldsalat	🍃	🍃	🍃	🍃	☀️	☀️	☀️	☀️	☀️	☀️	☀️🍃	🍃
Kopfsalat, Bunte Salate			🏠	🏠🍃	🍃☀️	☀️	☀️	☀️	☀️	☀️	🏠	
Radiccio						☀️	☀️	☀️	☀️	☀️		
Romanasalate					🍃☀️	☀️	☀️	☀️	☀️	☀️		
Rucola (Rauke)	🍃	🍃	🍃	🍃	☀️	☀️	☀️	☀️			☀️🍃	🍃

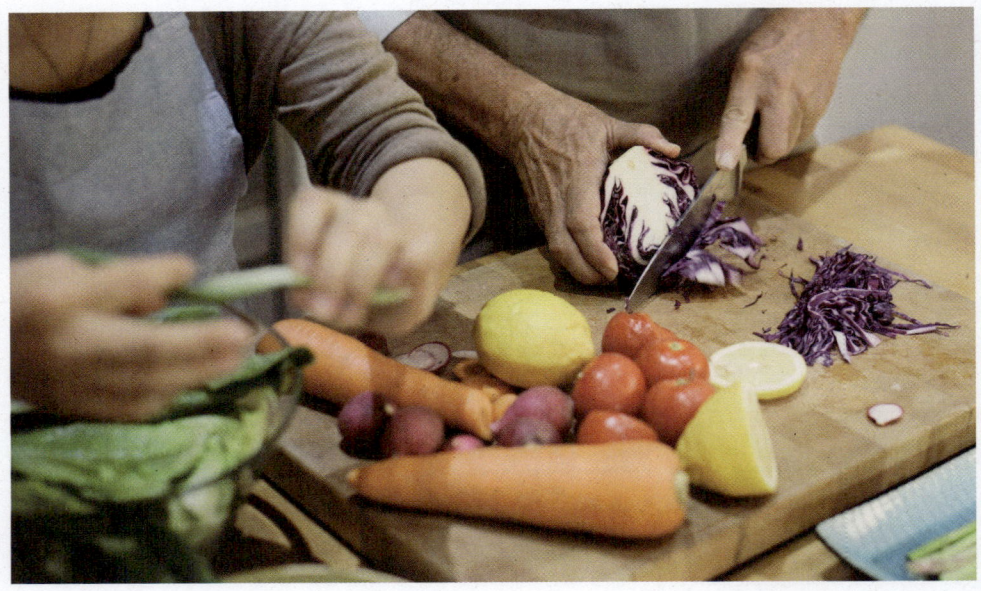

→ TIPP
Einen Saisonkalender zum Download und zum Aufhängen in der Küche finden Sie unter: **www.verbraucherzentrale.de/ saisonkalender**

Mehr Spaß an Gemüse

Es gibt 1001 Möglichkeiten, Gemüse schmackhaft zuzubereiten. Am wenigsten Arbeit macht es, wenn Sie es roh essen. Gegartes Gemüse schmeckt am besten, wenn es noch bissfest ist. Ideal ist es, Gemüse kurz in heißem Öl anzubraten und dann mit wenig Gemüsebrühe zu dünsten. So behält es seinen typischen Geschmack und der größte Teil der Vitamine und Mineralstoffe bleibt erhalten.

Wie fit fühlen Sie sich bei der Zubereitung von Gemüse und Salaten? Brauchen Sie ein wenig Inspiration? Unsere Rezepte (→ ab S. 118) basieren auf viel Gemüse und es sind sowohl leichtere, als auch anspruchsvollere dabei. Falls Sie noch nicht so viele Erfahrungen mit Gemüse und Salaten haben, empfehlen wir Ihnen, mit „pflegeleichten" Gemüsearten wie Möhren, Kohlrabi, Zucchini, Paprika, Gurken und Tomaten zu beginnen. Et-

Mit mehr Gemüse durch den Tag: Beispiele

Frühstück	Möhren, Kohlrabi- oder Paprikastreifen zum Käsebrot
	ein Glas Gemüsesaft
	Brot mit Salatblättern, Tomaten- oder Gurkenscheiben belegen
Zweites Frühstück	Möhren- und Paprikastreifen zum Käsebrot
	Pausensnack: Knabbergemüse mit Dips, z.B. die Kichererbsenpaste „Tausendundeine Nacht" → Seite 135, Avocadocreme oder Kräutercreme (im Rezept „Frühlingsgemüse mit Kichererbsenbällchen und Kräutercreme" → Seite 170)
Mittagessen	Gemüsesuppe oder bunter Salat als Vorspeise, große Portion Gemüse als Beilage oder Salatteller als Hauptgericht
	Salat lässt sich toll vorbereiten und mitnehmen, wenn Sie Salat und Sauce getrennt transportieren und frisch unterheben. Im Rezeptteil finden Sie Vorschläge für Salatzutaten nach Jahreszeit und verschiedene Dressings → ab Seite 137
Abendessen	gebratene Zucchinischeiben und andere Antipasti
	Selleriescheiben paniert und gebraten
	Buntes Gemüse mit Kartoffeln vom Blech → Seite 180
	Rote Bete, Kürbis, weiße Bohnen aus dem Glas
Snacks	Knabbergemüse mit Dips (z.B. Ländlicher Linsenaufstrich → Seite 134, Möhren-Petersilien-Creme → Seite 132 oder Apfel-Curry-Frischkäse → Seite 130)

was mehr Aufwand benötigen Brokkoli, Spinat und Bohnen, die Sie aber auch als Tiefkühlkost kaufen können. Sie werden sehen: Übung macht den Meister. Je häufiger Sie Gemüse verarbeiten, desto schneller geht es Ihnen von der Hand.

Versüßen Sie sich die Putz- und Schnippelarbeit in der Küche mit Ihrer Lieblingsmusik. Oder lassen Sie sich beim Gemüseschneiden unterstützen vom Partner, von Freunden oder Ihren Kindern. Viele Menschen können dabei sogar gut vom Alltag abschalten. Seien Sie kreativ, wenn Sie kochen. Gestalten Sie Ihren Teller so bunt wie möglich und probieren Sie neue Zubereitungsarten aus. Experimentieren Sie mit buntem Ge-

müse, farbigen Gewürzen und grünen Kräutern. Sie brauchen nur ein wenig Übung und
einen gut sortierten Arbeitsplatz. Anregungen finden Sie in unseren leckeren Rezepten
ab Seite 118. Sie sind ganz einfach nachzuko-
chen und innerhalb von einer halben Stunde
fertig.

→ TIPP ZUR NACHHALTIGKEIT

Bevorzugen Sie Gemüse aus der Region. Der Einkauf auf dem Wochen-
markt oder beim Erzeuger unterstützt
heimische Arbeitsplätze und spart Ver-
packungsmaterial. Achten Sie deshalb
auf die Herkunftsangaben. Durch kurze
Vertriebswege werden Energie für den
Transport und Treibhausgase einge-
spart und so das Klima geschont. Und
es schmeckt oft am besten, weil es reif
geerntet wird und kurze Transportwege
hat.

Smoothies: lecker, aber auch gesund?

Smoothies sind zwar sehr beliebt, ihr Gesund-
heitswert wird jedoch vielfach überschätzt.
Mehr als ein Glas Smoothie am Tag braucht
es nicht zu sein. Da das Gemüse und Obst
verflüssigt wurde, braucht es nicht gekaut zu
werden. Das macht aber nicht so satt wie richtig gekautes Gemüse und Obst. Falls Sie re-

 HÄTTEN SIE'S GEWUSST?

Apfelmark ist Apfelmus ohne Zucker.
Sowohl Apfelmark als auch Apfelmus
bestehen aus passierten Äpfeln. Apfel-
kompott hingegen wird nicht passiert
und enthält noch Apfelstücke. Apfelmus
enthält mindestens 16,5 Prozent Zucker.
Im Gegenteil zu Apfelmus wird Apfelmark nicht zusätzlich gesüßt, es enthält
also nur den Zucker aus den Äpfeln.

gelmäßig Smoothies zubereiten, dann sollte
Gemüse bzw. Salat den Hauptanteil ausma-
chen. Vermeiden Sie zu große Obstmengen
im Smoothie. Große Mengen an Fruchtzucker
können zu Darmbeschwerden führen. Der
Grund: Das flüssige Obst rutscht zu schnell
durch den Dünndarm, sodass die Dünndarmzellen nicht genügend Zeit haben, den Fruchtzucker aufzunehmen. Reduzieren Sie deshalb
die Obstmenge auf ein Stück pro Smoothie-
Portion und ergänzen Sie den Smoothie mit
Joghurt, Quark, Buttermilch oder Gemüse.
Trinken Sie selbst gemachte Smoothies möglichst direkt nach der Zubereitung, denn aufgrund der starken Zerkleinerung ist der Vi-
taminverlust ziemlich hoch. Smoothies aus
dem Handel bestehen oft nicht aus pürier-
ten Früchten, sondern aus Saftkonzentrat,
denen die wichtigen Ballaststoffe fehlen.
Auch ein Teil der hitzeempfindlichen Vitamine bleibt auf der Strecke, weil die verpack-

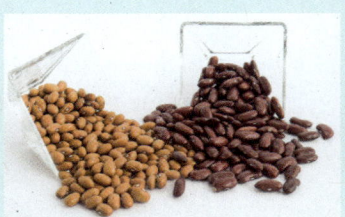

Kleine Warenkunde: Bohnen, Linsen, Erbsen und Co.

Hülsenfrüchte zählen zwar zum Gemüse, sind aber eine eigene Pflanzenfamilie, die unglaublich vielseitig und prall mit wertvollen Inhaltsstoffen gefüllt ist. Ihr hoher Eiweißgehalt ist ideal, wenn man weniger oder gar kein Fleisch essen möchte. Sie enthalten viele Ballaststoffe, die nicht nur vor Übergewicht schützen, sondern auch einen positiven Einfluss auf die Darmfunktionen haben. Hülsenfrüchte sind sehr preisgünstig. In der Regel werden sie getrocknet oder als Konserven angeboten. Frische Hülsenfrüchte wie grüne oder dicke Bohnen und Erbsen gibt es bei uns von Juni bis September.
ROTE UND GELBE LINSEN brauchen nicht eingeweicht zu werden und sind in 10 bis 15 Minuten gar. Ein bunter Salat wird mit ihnen noch farbenfroher und nährstoffreicher. Außerdem eignen sie sich für Suppen, Eintöpfe, Currys und Brotaufstriche.
BELUGA- UND PUY-LINSEN sind nach 20 Minuten Kochzeit bissfest und zart zugleich. Sie sind besonders aromatisch und eine perfekte Grundlage für Salate, Suppen und Eintöpfe.
GROSSE LINSEN- UND BOHNENSORTEN sollten vor dem Kochen einige Stunden eingeweicht werden. Damit werden sie bekömmlicher und sind schneller gar. Je nach Größe werden sie 30 bis 60 Minuten bei schwacher Hitze gekocht.
KIDNEYBOHNEN aus dem Glas sind eine ideale Ergänzung zum Salat. Ihr hoher Eiweißgehalt sorgt dafür, dass Sie länger satt sind. Ein leckeres Gericht mit Kidneybohnen ist zum Beispiel Chili sin carne, das auch ohne Fleisch schmeckt, Rezept → Seite 173.

ten Smoothies erhitzt werden müssen. Rezepte für selbst gemachte Smoothies finden Sie → ab Seite 122.

▶ Unterwegs und im Beruf

→ Essen Sie im Restaurant oder in der Kantine einen Salat oder eine Gemüsesuppe (z.B. Tomatensuppe) als Vorspeise. Wählen Sie Gerichte mit Gemüse, z.B. Salatteller mit Putenbruststreifen, Pasta mit Gemüse, Gemüse aus dem Wok, Antipasti aus Gemüse.

→ Ideen für die Pausenverpflegung am Arbeitsplatz: Bereiten Sie am Vorabend einen Salat aus Linsen oder Kidneybohnen mit Frühlingszwiebeln, Paprikawürfeln, Schafskäse und einem Dressing aus Olivenöl und Balsamicoessig zu. Er schmeckt am nächsten Tag besonders gut, weil er durchgezogen ist.

→ Füllen Sie eine Box mit Gemüsestreifen (z.B. Karotten, Stangensellerie, Gurken, Paprika, Kohlrabi). Geben Sie in eine zweite Box einen Dipp, z.B. aus Quark und saurer Sahne mit Kräutern oder ein Pesto aus Kräutern, Pinien- oder Sonnenblumenkernen und Olivenöl.

→ Körniger Frischkäse mit Fenchel- oder Gurkenwürfeln ist schnell zubereitet und eine ideale Zwischenmahlzeit.

▶ Wichtig für alle, die abnehmen wollen

Gemüse, Salate und Hülsenfrüchte sind ideal, weil sie wenig Kalorien enthalten und trotzdem satt machen. Hier können Sie so richtig aus dem Vollen schöpfen, denn ein Teller mit Gemüse oder Salat (ohne Soße) enthält selten mehr als 100 Kilokalorien. Wenn Sie täglich – so wie empfohlen – etwa 400 bis 500 Gramm Gemüse essen, nehmen Sie damit ganze 250 Kilokalorien auf. Zum Vergleich: Die gleiche Kalorienmenge versteckt sich auch in einer halben Tafel Schokolade.

→ Essen Sie möglichst oft Rohkost und Knabbergemüse. Es muss intensiver gekaut werden und macht dadurch besser satt, z.B. ein Salat als Vorspeise oder zum/ statt einem Pausenbrot ein paar frische Möhren. Bis auf Bohnen, Erbsen, Linsen und Auberginen kann praktisch jedes Gemüse auch roh gegessen werden.

→ Genießen Sie Obst möglichst nicht pur, sondern zusammen mit Joghurt oder Quark, z.B. als Dessert oder Zwischenmahlzeit. So vermeiden Sie Blutzuckerschwankungen.

→ Bevorzugen Sie Obstarten mit geringerem Zuckergehalt, z.B. Beerenobst. Essen Sie Obstarten, die besonders viel Zucker enthalten, nur in kleinen Mengen. Dazu zählen Bananen, Weintrauben, Mangos und Honigmelonen.

→ Essen Sie Obst möglichst als ganze Frucht. Verzichten Sie auf flüssig gemachtes Obst wie Fruchtsäfte, Smoothies und Fruchtnektare.

→ Essen Sie Trockenfrüchte nur in kleinen Mengen, denn sie sind Obst in konzentrierter Form. Eine kleine Handvoll am Tag ist genug. Achten Sie auch auf den Gehalt an Trockenfrüchten in Fertigmüslis. Rosinen, Cranberries, getrocknete Bananen usw. liefern rasch große Mengen an verstecktem Zucker. Diese Zutaten sollten immer am Ende der Zutatenliste stehen.

Check: Überprüfen Sie Ihre Fortschritte

Meine Gemüse- und Obstportionen im Blick

Fügen Sie pro verzehrte Portion einen Strich in das jeweilige Kästchen ein!

	EINE PORTION	MONTAG	DIENSTAG	MITTWOCH	DONNERSTAG	FREITAG	SAMSTAG	SONNTAG
Gemüse, Salat	eine Handvoll (ca. 150 g)							
Hülsenfrüchte	50 g (getrocknet) oder 150 g (verzehrfertig)							
Obst	eine Handvoll (ca. 125 g)							

Auswertung: Wenn Sie beim Gemüse jeden Tag mindestens drei Striche eingetragen haben, ist es genau richtig. Bei Hülsenfrüchten sollten es mindestens zwei Striche pro Woche, beim Obst etwa zwei Striche am Tag sein.

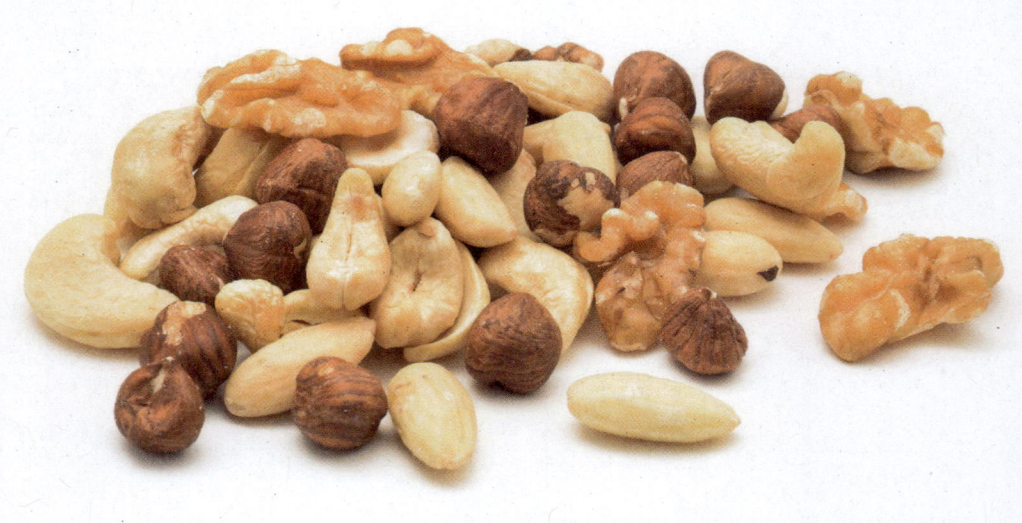

3 Mehr Nüsse
und Kerne

Nüsse und Kerne enthalten gesunde Fette, die den Cholesterinspiegel senken und so vor Herzinfarkt und Schlaganfall schützen können. Entgegen der landläufigen Vorstellung machen Nüsse nicht dick, solange man sie nicht in Unmengen isst. Es gibt Hinweise aus Studien, dass der tägliche Genuss einer kleinen Menge sogar das Abnehmen unterstützt.

Test: Essen Sie gern Nüsse oder Kerne?

WIE OFT ESSEN SIE NÜSSE UND KERNE?		
täglich oder fast täglich ☐ ❷	mehrmals pro Woche ☐ ❶	seltener als einmal pro Woche ☐ ⓿
WIE OFT VERWENDEN SIE NÜSSE UND KERNE IN DER KÜCHE (Z.B. IM MÜSLI, ZUM BACKEN ODER ZUM BESTREUEN VON SALATEN UND AUFLÄUFEN)?		
mehrmals pro Woche ☐ ❷	einmal pro Woche ☐ ❶	sehr selten ☐ ⓿

AUSWERTUNG

3–4 Punkte: Prima, Sie lieben Nüsse und Kerne und essen sie regelmäßig. Das folgende Kapitel hält spannende Informationen für Sie bereit.
0–2 Punkte: Sie essen offenbar selten Nüsse und Kerne. Wenn Sie Nüsse und Kerne zu einem regelmäßigen Bestandteil Ihres Speiseplans machen, tun Sie Ihrem Körper etwas Gutes. Das folgende Kapitel gibt Ihnen Anregungen dafür.

→ **WIR EMPFEHLEN**
Essen Sie jeden Tag eine kleine Handvoll Nüsse und/oder Kerne.

Nährstoffreiche Kraftpakete

Nüsse und Kerne sind wertvolle Lebensmittel: Sie enthalten neben den gesunden Fetten auch reichlich Eiweiße und Ballaststoffe, die für eine lang anhaltende Sättigung sorgen. Die Menge sollte jedoch auf eine kleine Handvoll am Tag begrenzt werden. Das sind ca. 25 bis 30 Gramm.

Nüsse werden botanisch als Schalenobst bezeichnet und zählen deshalb im weitesten Sinne zum Obst. Als Zwischenmahlzeit ist eine Handvoll Nüsse manchmal wohltuender als Obst, weil Nüsse keine Blutzuckerschwankungen verursachen und länger satt machen. Keine Frage: Die kleinen Kerne haben es in sich: 15 bis 20 Stück liefern bereits ca. 150 Kilokalorien. Deshalb ist ein maßvoller Genuss angesagt.

ⓘ HÄTTEN SIE'S GEWUSST?

Nussallergien sind eher selten. Manche Pollenallergiker, insbesondere jene, die auf Birkenpollen reagieren, vertragen einige Obstarten und Nüsse nicht. Sie bekommen z.B. nach dem Verzehr von Äpfeln oder Haselnüssen ein Jucken oder Kratzen im Gaumen oder Rachen. Der Grund: Die Früchte und Nüsse enthalten das gleiche Eiweiß wie die Birkenpollen. Man spricht deshalb von einer **Kreuzallergie**. Dieses Eiweiß ist jedoch hitzeempfindlich. Deshalb vertragen die meisten Pollenallergiker die betreffenden Obst- und Nussarten ohne Probleme, wenn sie erhitzt wurden, also z.B. als Kompott oder im Kuchen. Lassen Sie sich von einer qualifizierten Ernährungsberatungsfachkraft beraten, falls Sie unter einer Nuss- oder Pollenallergie leiden. Hier werden Ihnen auch individuell verträgliche Alternativen empfohlen.

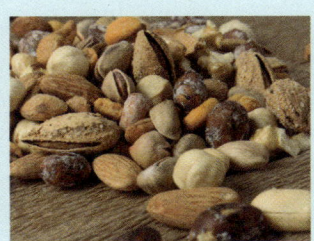

Kleine Warenkunde:
Nüsse und Kerne

Botaniker bezeichnen Nüsse als Schalenobst, weil es sich um die Samen der Früchte handelt. Sie enthalten alle Nährstoffe, die eine junge Pflanze zum Keimen und Wachsen benötigt. Deshalb sind Nüsse sehr nährstoffreich. Sie enthalten ca. 10 bis 15 Prozent Eiweiß, ca. 40 bis 60 Prozent Fett, reichlich Vitamine und Mineralstoffe sowie Ballaststoffe.

WALNÜSSE liefern besonders wertvolle Fette. Von allen Nussarten enthalten sie den höchsten Anteil an Alpha-Linolensäure, einer Fettsäure, die zu den herzschützenden Omega-3-Fettsäuren zählt. Darüber hinaus liefern sie viel Vitamin E, Zink, Kalium und Magnesium. Frische Walnüsse aus der Region gibt es ab Oktober.

HASELNÜSSE wachsen auch in Deutschland. Sie haben einen hohen Gehalt an Mineralstoffen und bestehen zu 63 Prozent aus gesunden Fetten. Geschmack: im frischen Zustand mild und aromatisch. Hauptangebotszeit: September bis Dezember.

MANDELN enthalten ebenfalls wertvolle Fette und besonders viele Ballaststoffe. Zum Verzehr eignet sich nur die Süßmandel. Geschmack: mild, leicht süßlich. Europäische Mandeln aus dem Mittelmeerraum schmecken besser als kalifornische. Angebotszeit: ganzjährig. Bittermandeln sollten nicht in größeren Mengen roh gegessen werden. Sie enthalten eine Vorstufe der Blausäure, die in größeren Mengen giftig ist. Angebotszeit: ganzjährig

CASHEWKERNE enthalten neben Eiweißen und Fetten auch größere Mengen an Kohlenhydraten, weshalb sie leicht süßlich schmecken. Angebotszeit: ganzjährig.

MACADAMIANÜSSE stammen meist aus den Regenwäldern Australiens, haben also einen weiten Weg hinter sich, bis sie auf unserem Teller landen. Sie enthalten mit über 70 Prozent das meiste Fett und sind deshalb besonders kalorienreich. Geschmack: mild und süßlich. Angebotszeit: ganzjährig.

ERDNÜSSE sind botanisch gesehen keine Nüsse, sondern Hülsenfrüchte ➜

(ähnlich wie Bohnen, Linsen und Erbsen). Deshalb enthalten sie von allen Nussarten das meiste Eiweiß (25 g/100 g). Sie sind besonders beliebt als Knabberartikel oder als Erdnussbutter. Ihr typischer Geschmack entwickelt sich erst nach dem Rösten, ungeröstet erinnern sie geschmacklich an Hülsenfrüchte. Angebotszeit: ganzjährig. **SONNENBLUMENKERNE** zeichnen sich durch besonders hohe Gehalte an Protein, wertvollen Fetten, Folsäure und Magnesium aus. Sie sind eine ideale Ergänzung zu Müsli, Brot, Salaten und Aufläufen, auch leicht angeröstet aus der Pfanne. Achtung: Nur kurz bräunen und zum Abkühlen auf einen Teller geben. Ein weiterer Vorteil: Sie sind sehr preisgünstig. Sonnenblumenkerne werden in Deutschland angebaut. Angebotszeit: ganzjährig. **KÜRBISKERNE** punkten ebenfalls mit viel Protein, reichlich gesunden Fetten, B-Vitaminen und Vitamin E. In der Pfanne geröstet werden sie aromatischer und bereichern Müsli, Salate und Aufläufe. Sie sind pur wie geröstet auch als knackiger Snack gut geeignet. Angebotszeit: ganzjährig.

Alle Nüsse und Kerne sind bei trockener Lagerung längere Zeit haltbar. Achten Sie auf das Mindesthaltbarkeitsdatum.

Tipps für mehr Nüsse im Alltag

→ Geben Sie eine kleine Handvoll Nüsse oder Kerne in Ihr Müsli.
→ Streuen Sie eine Handvoll Sonnenblumen- oder Kürbiskerne über Ihren Salat oder auf die Suppe. Sie passen auch gut zu Aufläufen.
→ Bevorzugen Sie Nüsse in ihrem natürlichen Zustand: Geröstete und gesalzene Nüsse verleiten dazu, zu viel davon zu essen. Als Snack sind Sie allerdings gesünder als Kartoffelchips und Co.
→ Essen Sie Nussmus als Brotaufstrich. Ein Teelöffel Nuss- oder Mandelmus schmeckt auch gut im Joghurt oder Müsli.

 HÄTTEN SIE'S GEWUSST?

Nussmus wird aus fein vermahlenen Nüssen hergestellt. Sonst nichts. Nusscremes enthalten dagegen oft Zucker, Salz und Fette aus anderen Ölfrüchten.

Check: Überprüfen Sie Ihre Fortschritte

Wie viele Nüsse und Kerne essen Sie pro Woche?

Fügen Sie pro Portion einen Strich in das jeweilige Kästchen ein!

	EINE PORTION	MONTAG	DIENSTAG	MITTWOCH	DONNERSTAG	FREITAG	SAMSTAG	SONNTAG
Nüsse	eine Handvoll (ca. 25 g)							
Kerne	eine Handvoll (ca. 25 g)							

Auswertung: Mit etwa einem Strich pro Tag liegen Sie genau richtig.

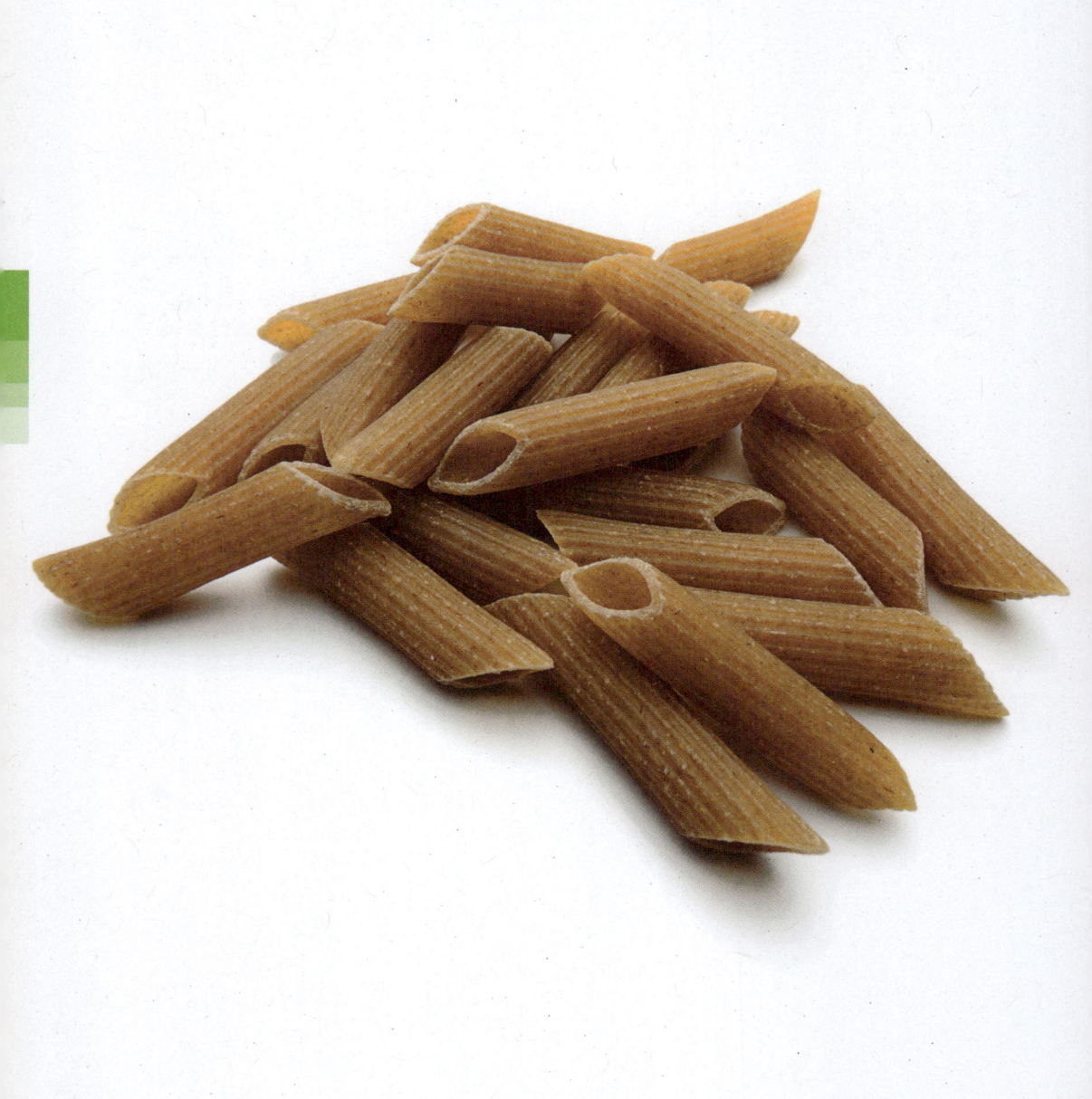

4 Mehr
Vollkorn

Vollkornprodukte enthalten viele Ballaststoffe, die eine gesunde Darmflora fördern und lange satt machen. Zudem sorgen sie für einen gleichmäßigen Verlauf des Blutzuckerspiegels, eine wichtige Voraussetzung für das Wohlbefinden.

Test: Ihre Vollkorn-Bilanz

WIE OFT ESSEN SIE VOLLKORNBROT?		
täglich ☐ ②	mehrmals pro Woche ☐ ①	einmal pro Woche ☐ ⓪
WIE OFT ESSEN SIE WEISSMEHLPRODUKTE (Z.B. WEIZENBRÖTCHEN, TOASTBROT)?		
täglich ☐ ⓪	mehrmals pro Woche ☐ ①	einmal pro Woche ☐ ②
WIE HÄUFIG WÄHLEN SIE GETREIDEPRODUKTE AUS VOLLKORN (Z.B. HAFERFLOCKEN, VOLLKORNNUDELN, NATURREIS)?		
täglich ☐ ②	mehrmals pro Woche ☐ ①	einmal pro Woche ☐ ⓪

▶ AUSWERTUNG

5–6 Punkte: Prima, Sie greifen oft zu Vollkornprodukten. Das folgende Kapitel dürfte trotzdem für Sie interessant sein.
2–4 Punkte: Sie essen gelegentlich Vollkornprodukte. Im folgenden Kapitel finden Sie Anregungen, wie Sie Ihren Vollkornverzehr steigern können.
0–1 Punkte: Vollkornprodukte sind offenbar „nicht Ihr Ding". Im folgenden Kapitel finden Sie Informationen, welche gesundheitlichen Vorteile Vollkornprodukte haben und wie Sie den Verzehr schrittweise steigern können.

→ **WIR EMPFEHLEN**
Essen Sie Getreideprodukte aus Vollkorn statt Weißmehlprodukte. Am besten täglich.

Warum Vollkorn?

Nutzen Sie die Kraft des vollen Korns. Gerade die Bestandteile des Korns, die dem Weißmehl fehlen, sind für eine gesunde Ernährung außerordentlich wichtig. Nur das ganze Korn enthält neben Ballaststoffen auch reichlich Vitamine, Mineralstoffe und diverse gesundheitsfördernde Substanzen. Bei der Herstellung von weißem Mehl werden die wertvollen Randschichten des Korns abgetrennt. Übrig bleibt der sogenannte Mehlkörper, der fast ausschließlich aus Stärke besteht. Mit den Randschichten gehen Ballaststoffe und 70 bis 80 Prozent der ursprünglich enthaltenen Vitamine und Mineralstoffe verloren. Gerade die als Nervennahrung bekannten B-Vitamine und das für den Zellschutz wichtige Vitamin E fehlen dem weißen Mehl nahezu ganz. Auch das für die Muskelfunktionen benötigte Magnesium und das Zink – unabdingbar für die Wundheilung – werden bei der Herstellung von Weißmehl fast vollständig entfernt.

Tipps für mehr Vollkorn im Alltag

→ Fangen Sie damit an, Brot aus Vollkorn auszuprobieren. Beginnen Sie z. B. mit Vollkorntoast, der für den Einstieg perfekt geeignet ist, weil er aus fein gemahlenem Vollkornmehl hergestellt wird. Er sieht etwas dunkler aus und schmeckt etwas kräftiger als der weiße Toast. Dafür enthält er aber die doppelte Menge an Ballaststoffen. An den neuen Geschmack werden Sie sich schnell gewöhnen. Probieren Sie als Nächstes andere Vollkornbrote aus. Besonders mild schmecken Dinkelvollkornbrote.

→ Beginnen Sie Ihren Tag mit einem Müsli aus Hafer- oder anderen Getreideflocken. Probieren Sie auch Porridge (Haferflocken in Milch oder Wasser gekocht) oder einen warmen Brei aus verschiedenen Getreidesorten.

→ Probieren Sie Vollkornnudeln und Naturreis. Sie enthalten etwa doppelt so viele Ballaststoffe wie die hellen Varianten. Viele Nudelgerichte schmecken mit Vollkornnudeln sogar besser. Siehe im Rezeptteil z. B.: Rigatoni mit Parmaschinken → Seite 185 oder Gemüse-Reis-Pfanne → Seite 167.

→ Sie können die Vollkornvarianten genauso verwenden wie herkömmliche Nudeln und weißen Reis, lediglich die Garzeiten sind etwas länger. Lassen Sie sich nicht durch die dunkle Farbe abschrecken, sie wird beim Kochen deutlich heller. Probieren Sie auch Gerichte mit Bulgur, Quinoa oder Dinkel.

→ Probieren Sie Kuchen und Pfannkuchen aus Vollkornmehl. Das Umgewöhnen fällt leichter, wenn Sie am Anfang Weiß- und Vollkornmehl mischen. Alternativ können Sie auch schrittweise Mehle mit höherer Typenzahl verwenden (siehe „Kleine Warenkunde" → Seite 46). Zum Kuchenbacken ist Weizen- oder Dinkelmehl Type 1050 gut geeignet. Sie können das Weizenmehl in Ihren bisherigen Rezepten durch Vollkornmehl einfach austauschen, es wird meistens nur etwas mehr Flüssigkeit benötigt. Und der Kuchen wird lockerer, wenn der Teig vor dem Backen etwa 20 Minuten quellen kann.

→ Geben Sie sich Zeit. Wer mit Vollkornprodukten noch nicht so vertraut ist, braucht eine Weile, um sich an den neuen Geschmack zu gewöhnen. Bleiben Sie dran, haben Sie Geduld: Jeder Versuch zählt und lohnt sich.

ⓘ HÄTTEN SIE'S GEWUSST?

Ballaststoffe kommen ausschließlich in pflanzlichen Lebensmitteln vor. Besonders viele sind in Getreideprodukten aus Vollkorn, Hülsenfrüchten und Gemüse. Die Verdauungsenzyme des Menschen können Ballaststoffe nicht abbauen, weshalb sie zunächst als „Ballast" bezeichnet wurden. Erst später haben Forscher entdeckt, dass sie viele wichtige Funktionen für die Gesundheit erfüllen. Sie verbessern die Verdauung, sind gute Sattmacher und können Übergewicht, Bluthochdruck, Herzkreislauferkrankungen und sogar einigen Krebsarten vorbeugen. Sie sind der Schlüssel zu einer gesunden Darmflora, denn sie sind das Futter für die erwünschten Darmbakterien.

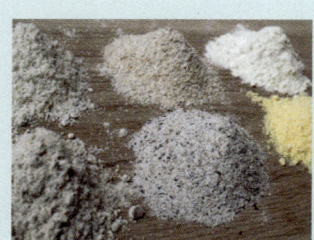

Kleine Warenkunde: Was bedeutet „Mehltype"?

Zur Herstellung von Mehl werden die Getreidekörner vermahlen. Vollkornmehl besteht aus den vollständigen Getreidekörnern, die für Mehl fein oder für Schrot grob vermahlen werden. Wenn der Müller die Schalenbestandteile und den Getreidekeim während des Mahlvorgangs entfernt, erhält er ein Auszugsmehl. Für Weizenmehl mit der Typenbezeichnung „405" wurden die braunen Getreideschalen komplett entfernt. Übrig bleibt nur das Innere des Getreidekorns, der sogenannte Mehlkörper, der fast ausschließlich aus Stärke besteht und kaum noch Ballaststoffe und Vitamine enthält. Wird nur ein Teil der Schalenbestandteile entfernt, ergibt sich ein Mehl mit einer höheren Typenbezeichnung, z.B. Weizenmehl Type 1050. Dieses enthält noch einen Teil der Schalen und ist deshalb hellbeige bis hellbraun. Sein Gehalt an wertvollen Ballaststoffen, Vitaminen und Mineralstoffen ist höher als beim Weißmehl. Weizenmehl Type 1700 oder 1800 enthält fast alle Schalenbestandteile. Vollkornmehl hat gar keine Typenbezeichnung. Die Typenbezeichnungen beruhen auf dem Mineralstoffgehalt des Mehls. Sie variieren je nach Getreideart. Für alle Mehle gilt jedoch: Je höher die Zahl, desto höher der Gehalt an wertvollen Mineralstoffen.

→ **TIPP**

Fragen Sie Ihren Bäcker nach Vollkornbrot oder kaufen Sie Ihr Vollkornbrot in einem Bioladen oder einer speziellen Vollkornbäckerei. Biobäcker verwenden Biogetreide und backen ihr Brot nach traditionellen Backverfahren. Sie schmecken meist besser und sind bekömmlicher.

Exkurs: Glutenunverträglichkeit

Immer mehr Menschen haben den Eindruck, sie vertragen kein Gluten. Und tatsächlich werden immer mehr glutenfreie Produkte angeboten. Gluten ist ein Eiweiß, das von Natur aus in vielen Getreidesorten vorkommt und unter anderem für die Backeigenschaften von Brotgetreide verantwortlich ist. In den meisten Fällen einer vermeintlichen Glutenunverträglichkeit stecken andere Unverträglichkeiten hinter den Beschwerden. Neuesten Schätzungen zufolge liegt bei ca. einem Prozent der Bevölkerung eine echte Glutenunverträglichkeit vor. Diese Erkrankung, sie wird Zöliakie genannt, beruht auf einer Störung des Immunsystems, die Antikörper gegen bestimmte Bestandteile der Darmwand bildet. Die Folge: Die Darmoberfläche entzündet sich, viele Nährstoffe können nicht richtig aufgenommen werden. Wenn die Zöli-

 HÄTTEN SIE'S GEWUSST?

Vollkornbrot muss nicht grobkörnig sein, es gibt auch Vollkornbrot aus feinem Mehl. Grundsätzlich besagt der Begriff „Vollkornbrot", dass das ganze Getreidekorn vermahlen wurde. Nur wenn ein Brot aus mindestens 90 Prozent Vollkornmehl besteht, darf es als Vollkornbrot bezeichnet werden. Es kommt aber oft zu Verwechslungen. Nennt sich ein Brot Dreikorn- oder Mehrkornbrot, bedeutet es lediglich, dass Mehle von mindestens drei Getreidearten zur Herstellung verwendet werden. Das sagt aber nichts darüber aus, ob es sich um Vollkornmehl handelt. Der Begriff „Körnerbrot" ist ebenso nichtssagend. Der Teig besteht dann meistens aus Weißmehl, dem Körner wie Sonnenblumenkerne oder Leinsamen untergemischt wurden. Auch auf die Farbe ist kein Verlass. Ein dunkles Brot kann hauptsächlich aus Weißmehl bestehen, das mit Malz gefärbt ist.
Bei verpacktem Brot können Sie an der Bezeichnung „Vollkornbrot" und an der Zutatenliste ersehen, ob es sich um echtes Vollkornbrot handelt. Wenn in der Zutatenliste an erster Stelle z.B. Weizenvollkornmehl aufgeführt ist, handelt es sich meistens um ein Vollkornbrot. Steht dort lediglich Weizen- oder Roggenmehl, ist es vermutlich ein Körner- oder Mehrkornbrot und kein Vollkornbrot.

akie durch Blutuntersuchungen und eine Ge-
webeuntersuchung des Dünndarms zweifels-
frei nachgewiesen wurde, müssen die Betroffenen lebenslang konsequent Gluten meiden. Die Diagnose der Zöliakie ist nur
möglich, wenn eine gewisse Menge an Gluten
aufgenommen wird. Deshalb sollte niemand
auf Gluten verzichten, ohne dass vorher eine
Zöliakie ausgeschlossen wurde. Besser ist es,
beim Verdacht auf eine Glutenunverträglichkeit einen Facharzt für Magen-Darm-
erkrankungen (Gastroenterologie) aufzusuchen.

→ **TIPP**

Wenn Sie Beschwerden nach dem Verzehr von Brot haben, prüfen Sie Ihre
Brotmenge. Reduzieren Sie Ihre Brotmahlzeiten. Essen Sie stattdessen Müs-
lis, Gemüsegerichte und Zwischenmahlzeiten auf der Basis von Sauermilch-
produkten. Möglicherweise sind Ihre
Beschwerden auch auf den Herstellpro-
zess des Brotes zurückzuführen. Probieren Sie Brote aus feingemahlenem
Dinkelvollkornmehl, die nach dem traditionellen dreistufigen Sauerteigver-
fahren gebacken wurden. Sie sind meist
bekömmlicher als das übliche Brot.

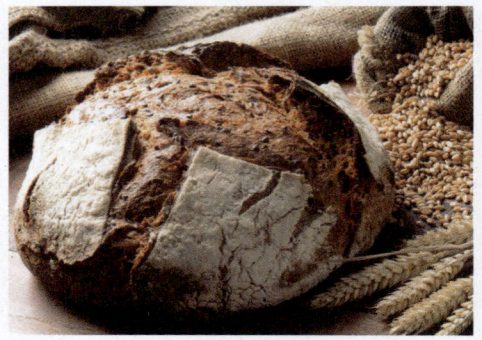

Exkurs: Eiweißbrot

Viele Bäckereien bieten spezielles Eiweiß-
oder Glyxbrot an. Es soll den Anstieg des Blutzuckerspiegels nach dem Brotverzehr verhindern bzw. verringern. Diese Brote enthalten
im Vergleich zu herkömmlichen Broten deutlich weniger Kohlenhydrate und dafür mehr
Eiweiß und Ballaststoffe. Diese stammen
meistens aus Soja, Lupinen oder Erbsenmeh-
len sowie aus Kleie und Faserstoffen. Der
Fettanteil liegt bei 10 bis 13 Prozent, ist also
drei- bis zehnmal so hoch wie bei anderem
Brot. Deshalb liefert das Brot mehr Kalorien
als herkömmliches. Eiweißbrot wird oft damit beworben, dass es aufgrund seines ge-
ringeren Kohlenhydratgehalts beim Abnehmen hilft. Dies ist jedoch nicht erwiesen und
in erster Linie davon abhängig, was aufs Brot
kommt. Wer das Brot mit fettreichen Brot-
belägen isst, kommt seinem Ziel sicher nicht

näher. Zudem ist das Brot aufgrund seiner Zusammensetzung oft schwerer verdaulich und kann bei empfindlichen Personen zu Bauchschmerzen und Blähungen führen. Unser Tipp: Schneiden Sie Ihr Vollkornbrot dünner und bestreichen Sie es mit Quark. Dann schlagen Sie zwei Fliegen mit einer Klappe: Weniger Kohlenhydrate, mehr Eiweiß.

Der Low-Carb-Trend

„Low carb" steht für weniger Kohlenhydrate. Viele Diäten basieren auf diesem Prinzip, z.B. die LOGI-Diät, Montignac-Diät, Metabolic Balance und Atkins. Die Vertreter der Low-Carb-Diäten empfehlen, den Kohlenhydratanteil der Kost von den üblichen 50 Energieprozent auf 20 bis 40 Energieprozent zu senken. Der Vorteil: Der Blutzuckerspiegel sinkt, die Bauchspeicheldrüse produziert weniger Insulin, der Körper kann Fett besser abbauen. Weil Low-Carb-Diäten zwangsläufig mehr Eiweiß enthalten, machen sie meistens besser satt. Diese Diäten haben aber auch Nachteile: Studien zeigen, dass sie meistens nicht lange praktiziert werden, weil es vielen schwerfällt, dauerhaft auf Nudeln, Kartoffeln, Kuchen und Süßwaren zu verzichten. Strenge Low-Carb-Diäten wie die Atkins-Diät bergen Risiken, weil die Nährstoffzufuhr aus dem Gleichgewicht gerät. Der hohe Eiweiß- und Fettanteil kann zu Stoffwechselentgleisungen, Blutdruckschwankungen und Gichtanfällen führen. Moderate Low-Carb-Diäten sind weniger kritisch zu sehen, vor allem wenn sie auch Getreideprodukte aus Vollkorn und viel Gemüse enthalten.

Tipps für den Alltag

Wir empfehlen keine kohlenhydratarme, sondern eine kohlenhydrat**bewusste** Ernährung.

1. Essen Sie Kohlenhydrate zu den Hauptmahlzeiten, vor allem morgens und mittags. Verzichten Sie auf kohlenhydratreiche Zwischenmahlzeiten und Snacks wie Kuchen, Kekse oder auch Reiswaffeln. Sie lassen den Blutzuckerspiegel zu schnell ansteigen.

2. Passen Sie die Menge an Kohlenhydraten Ihrem Bedarf an. Wer sich viel bewegt, benötigt mehr Kohlenhydrate, wer viel sitzt, braucht weniger davon. Wiegen Sie anfangs Ihre Müsli-, Kartoffel- und Nudelmengen ab, damit Sie ein Gefühl für die richtigen Mengen bekommen. Die empfohlenen Portionsgrößen finden Sie in der umseitigen Tabelle. Essen Sie mittags drei kleine Kartoffeln statt fünf und vergrößern Sie dafür Ihre Gemüseportion. Verringern Sie Ihre Brotmenge, indem Sie Ihre Brotmahlzeit durch eine Gemüsesuppe, einen Salat oder Knabbergemüse ergänzen.

Empfohlene tägliche Portionsgrößen (Basis 2000 kcal)

Lebensmittel	Empfohlene Portionsgröße	Haushaltsübliche Maße
Getreideflocken/Müsli	30–50 g	3–5 Esslöffel
und Vollkornbrot	100–120 g	2 Scheiben
und wahlweise: Kartoffeln	180–200 g	3–4 mittlere Kartoffeln
oder (Vollkorn-)Nudeln *oder* (Natur-)Reis	150–180 g (gegart)	roh: 50–60 g

3. Meiden Sie Kohlenhydrate mit hoher Blutzuckerwirksamkeit wie Weißbrot und helle Brötchen, Kuchen, Fruchtsäfte, Erfrischungsgetränke und Süßigkeiten. Sie lassen den Blutzuckerspiegel zu schnell ansteigen. Der Zucker schießt ins Blut, der Körper bildet zu viel Insulin, das den Aufbau von Körperfett fördert.

4. Kombinieren Sie kohlenhydratreiche Lebensmittel wie Nudeln, Kartoffeln und Reis mit Eiweißträgern, z.B. mit Milchprodukten, Quark, Tofu, Fisch oder Fleisch. Diese Eiweiße sorgen dafür, dass der Blutzuckerspiegel langsamer ansteigt.

▶ Wichtig für alle, die abnehmen wollen

Studien haben gezeigt, dass Personen, die mehr Vollkornprodukte und seltener Weißmehlprodukte essen, schlanker sind. Die Gründe dafür sind:

1. Vollkornprodukte sättigen besser. Die darin enthaltenen Ballaststoffe füllen den Magen, ohne dass sie Kalorien liefern. Wir essen automatisch weniger Kalorienreiches.

2. Ballaststoffe in Vollkornprodukten sorgen dafür, dass die darin enthaltenen Kohlenhydrate langsamer ins Blut fließen. Der Blutzuckerverlauf ist gleichmäßiger, wir fühlen uns wohler und nehmen besser ab, weil der Insulinspiegel niedrig bleibt. Weniger Insulin bedeutet, dass der Körper Fettreserven besser abbauen kann bzw. gar nicht erst aufbaut.

3. Ersetzen Sie Brotmahlzeiten durch Gerichte mit viel Gemüse. Viele Menschen denken, eine Brotmahlzeit hat kaum Kalorien. Das ist ein großer Irrtum. Eine Scheibe Brot, dünn bestrichen mit Butter oder Margarine, liefert 140 Kilokalorien. Belegt mit einer Scheibe Käse oder Wurst, bringt sie es schnell auf 200 bis 250 Kilokalorien. Mit zwei belegten Broten erreicht man also locker den Kaloriengehalt einer warmen Mahlzeit. Umgekehrt kann eine warme Mahlzeit durchaus weniger Energie liefern als eine kalte Brotmahlzeit. Zum Vergleich: Unsere Suppenrezepte liegen pro Teller bei etwa 150 Kilokalorien und die Hauptgerichte bei etwa 300 Kilokalorien. Ersetzen Sie also öfter mal eine Brotmahlzeit durch eine Suppe oder einen Salat.

Check: Überprüfen Sie Ihre Fortschritte

Wie oft essen Sie Vollkorn- oder Weißmehlprodukte?

Fügen Sie pro Portion einen Strich in das jeweilige Kästchen ein!

EINE PORTION	MONTAG	DIENSTAG	MITTWOCH	DONNERSTAG	FREITAG	SAMSTAG	SONNTAG
Weiß- und Graubrot							
Vollkorn-brot							
helle Nudeln, weißer Reis							
Vollkorn-nudeln, Naturreis							

Auswertung: Wenn Sie häufiger einen Strich bei den Vollkornprodukten als bei den Weißmehl-Varianten eingetragen haben, haben Sie es richtig gemacht.

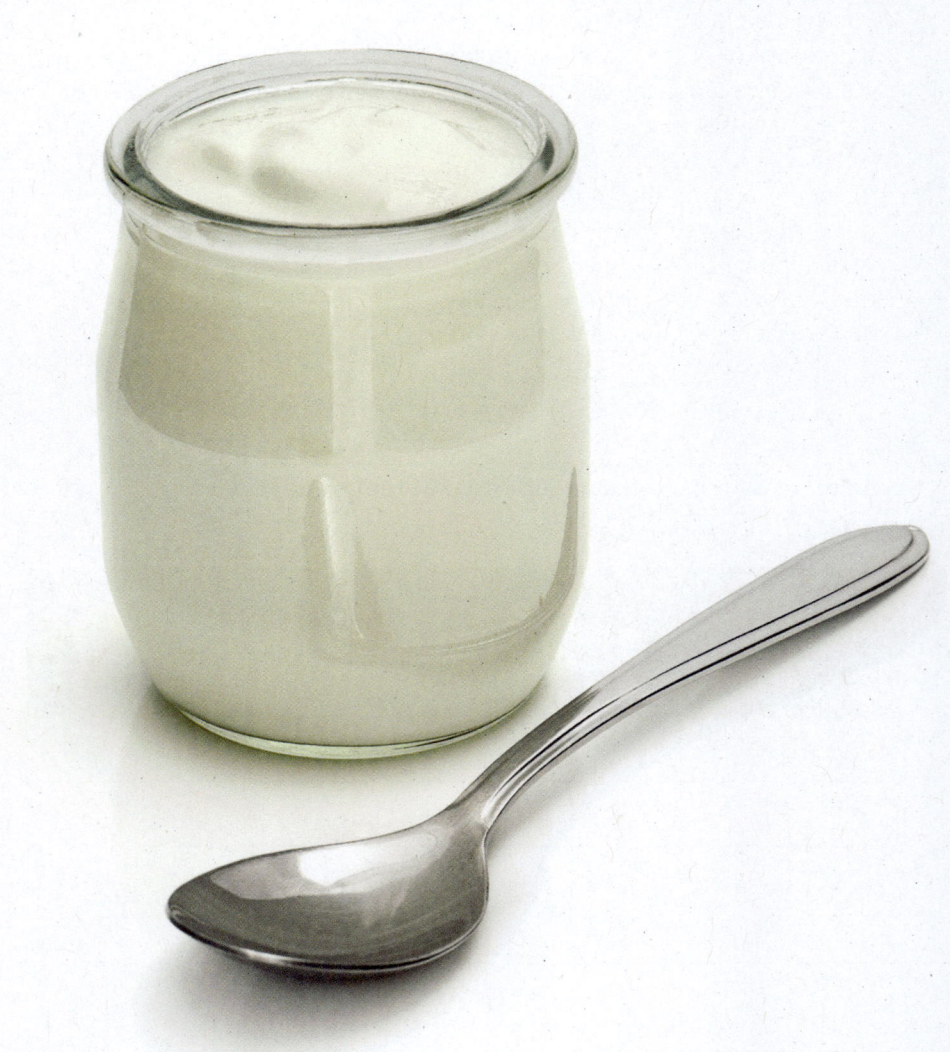

5 Mehr Sauermilch-produkte

Milch und Milchprodukte sind wertvolle Lebensmittel. Neben Milch zählen auch Sauermilchprodukte, Quark und Käse dazu. Mit ihren Inhaltsstoffen helfen sie beim Aufbau von Körperzellen, regulieren den Stoffwechsel und liefern Calcium für den Knochenaufbau.

Test: Wie oft und wie viele Milchprodukte essen Sie?

WIE VIEL MILCH TRINKEN SIE (AUCH IN FORM VON MILCHKAFFEE ODER LATTE MACCHIATO)?		
etwa ein Glas/Becher pro Tag ❷	mehrere Gläser/Becher pro Tag ⓿	wenig bzw. gar nicht ❶
WIE OFT ESSEN SIE JOGHURT UND ANDERE SAUERMILCHPRODUKTE WIE KEFIR, AYRAN?		
mindestens einmal am Tag ❷	etwa 3- bis 6-mal pro Woche ❶	selten bzw. gar nicht ⓿
WIE VIEL KÄSE ESSEN SIE?		
mehrere Scheiben am Tag ⓿	etwa 1 bis 2 Scheiben pro Tag ❷	selten bzw. gar nicht ⓿

→ **WIR EMPFEHLEN**
Essen Sie täglich Sauermilchprodukte. Am besten ist Naturjoghurt.

Frischekur für den Darm: Sauermilchprodukte

Milch und Milchprodukte liefern Eiweißbausteine zum Aufbau von Körperzellen, B-Vitamine als wichtige Stoffwechselregulatoren und Calcium als Baustoff für gesunde Knochen. Sauermilchprodukte wie Joghurt, Dickmilch, Kefir und Ayran enthalten zusätzlich lebende Milchsäurebakterien, die positive Wirkungen auf die Darmflora haben. Deshalb sollten Sie jeden Tag mindestens ein Sauermilchprodukt essen. Im Vergleich zu Milch sind Sauermilchprodukte meist auch besser verträglich, weil die Bakterien einen Teil des Milchzuckers abgebaut haben.

Ist laktosefreie Milch besser?

Laktosefreie Milchprodukte sind nicht gesünder als herkömmliche. Milchzucker (Laktose) kommt ausschließlich in Milch vor. Die meisten Menschen vertragen ihn ohne Probleme. Etwa jeder Zehnte bekommt davon

 HÄTTEN SIE'S GEWUSST?

Aufgrund seiner Herstellweise ist **Käse** im Prinzip so etwas wie eine konzentrierte Form von Milch. Er enthält viel Eiweiß und sehr viel Calcium, den Baustoff für Knochen. Im Übrigen: **Hartkäse** ist grundsätzlich laktosefrei. Je geringer der Wassergehalt des Käses, desto höher ist der Calciumgehalt. Am meisten Calcium enthält daher Hartkäse, der pro Scheibe 310 Milligramm enthält – etwa ein Drittel der Zufuhrempfehlung. Der absolute Spitzenreiter ist Parmesan mit 350 Milligramm pro 30 Gramm.

Bauchgrummeln, Blähungen und Durchfall. Bei ihnen wird im Dünndarm zu wenig Laktase gebildet. Dieses Enzym spaltet den Milchzucker in zwei Einzelzucker, damit er von den Dünndarmzellen aufgenommen werden kann. Fehlt das Enzym, rutscht der Milchzucker in tiefere Darmabschnitte, wo er von Bakterien abgebaut wird. Sie bilden Gase, und es kommt zu Beschwerden. Für die Betroffenen, 10 bis 15 Prozent der Bevölkerung, sind laktosefreie Milchprodukte eine sinnvolle Alternative. Für alle anderen sind herkömmliche Milchprodukte besser.

Nur ganz wenige Erwachsene vertragen überhaupt keine Milchprodukte, weil sie eine Milcheiweißallergie haben, das sind weniger als ein Prozent der Bevölkerung. Ihr Immunsystem reagiert auf jegliches Milcheiweiß, meist sind Haut oder Atemwege betroffen. Diese Allergie kann durch Blut- und Hauttests beim Allergologen festgestellt werden.

Milch ist gesund

Kaum ein Lebensmittel wird in den Medien so widersprüchlich dargestellt wie Milch. Während Milchbefürworter die Vorzüge seines hohen Nährstoffgehalts preisen, sehen Milchgegner darin eine Gesundheitsgefahr. Sie argumentieren, dass der Mensch das einzige Lebewesen sei, das nach dem Säuglingsalter noch Milch trinke. Auch Ärzte empfehlen oft, Milch zu meiden, weil sie Osteoporose begünstige und zur Verschleimung führe.

Dies wurde jedoch in wissenschaftlichen Studien eindeutig widerlegt: Ein moderater Konsum von Milch und Milchprodukten stärkt die Knochen und schützt vor Herz-Kreislauf-Erkrankungen und Darmkrebs. Empfohlen werden etwa drei Portionen am Tag. Eine Portion ist z.B. ein Glas Milch, ein Becher Joghurt oder eine Scheibe Käse. Ein höherer Konsum bringt keine weiteren Vorteile. Milch sollte nicht als Getränk zum Durstlöschen getrunken werden, denn dann kann es tatsächlich, auf Dauer gesehen, zu viel werden.

 HÄTTEN SIE'S GEWUSST?

Die meisten Milchsäurebakterien finden sich in **stichfestem Naturjoghurt,** häufig auch als Bulgaria-Joghurt bezeichnet. Dieser reift im Glas oder Becher. Cremig gerührter Joghurt reift im Tank und wird nach der Reifung mit Hilfe eines Rührwerks aufgerührt und dabei fast wieder flüssig. Damit er eine cremige Konsistenz erhält, wird Magermilchpulver zugesetzt. Deswegen enthält er pro Portion weniger Bakterien. Das Gleiche gilt für Fruchtjoghurts. Durch die Zugabe von Zucker und Fruchtmasse sinkt der Anteil der gesundheitsfördernden Bakterien.

Skyr ist ein quarkähnliches Milchprodukt, das in Island Tradition hat. Seine Konsistenz erinnert an Magerquark. Er schmeckt aber etwas säuerlicher, weil er wie Joghurt mit Milchsäurebakterien hergestellt wird. Er ist ebenso wie Quark ein wertvoller Eiweißlieferant, enthält aber aufgrund eines besonderen Herstellverfahrens 40 Prozent mehr Calcium. Skyr ist daher eine gute Alternative zu Quark.

Mehr Sauermilchprodukte – praktisch umgesetzt

→ Starten Sie in den Tag mit einem Power-Müsli aus buntem Obst, Haferflocken, einer Handvoll Nüssen und Naturjoghurt. Das gibt viel Energie für den Vormittag.

→ Joghurt, Dickmilch, Buttermilch, Kefir, Ayran sind ideale Desserts oder Zwischenmahlzeiten. Sie sind herrlich erfrischend und sättigen ohne allzu viele Kalorien.

▶ Wichtig für alle, die abnehmen wollen

Wer regelmäßig Milchprodukte isst, entwickelt seltener Übergewicht. Das ist durch Studien belegt. Milchprodukte unterstützen das Abnehmen, weil sie viel Eiweiß liefern, das vor dem Abbau von Muskelmasse schützt. Zudem sorgt Eiweiß dafür, dass wir uns nach einer Mahlzeit länger satt fühlen.

→ Essen Sie täglich Milchprodukte, bevorzugt Joghurt, Quark oder Skyr. Da Käse sehr kalorienreich ist, sollten es nicht mehr als ein bis zwei Scheiben (ca. 30 Gramm) pro Tag sein.

→ Kaufen Sie keinen fertigen Fruchtjoghurt und Fruchtquark, da diese sehr zuckerhaltig sind. Bevorzugen Sie die pure Variante und geben Sie klein geschnittenes Obst dazu. So bekommt der Joghurt eine natürliche Süße. Wenn er Ihnen trotzdem zu sauer schmeckt, können Sie einen Tee-

Joghurt mit höherem Fettgehalt enthält nicht zwangsläufig mehr Kalorien. Sind Sie der Meinung, dass fettarmer Joghurt, weniger Kalorien liefert? Das ist nicht immer der Fall, denn fettarmer Joghurt enthält häufig mehr Zucker, zum Teil auch mehr Milchzucker, und hat dadurch nur unwesentlich weniger Kalorien als Joghurt mit höherem Fettgehalt. Probieren Sie Naturjoghurt mit seinem natürlichen Fettgehalt von 3,5 oder 3,8 Prozent Fett. Der höhere Fettgehalt macht sich durch einen besonders vollmundigen Geschmack bemerkbar, sodass Sie den Zucker wahrscheinlich nicht vermissen werden.

löffel Zucker oder ein anderes Süßungs- mittel zugeben. So können Sie die Menge an Zucker selbst bestimmen und nach Ih- rem Geschmack dosieren.

→ Betrachten Sie Milch als Lebensmittel und nicht als Getränk. Trinken Sie maximal ein Glas Milch am Tag. Berücksichtigen Sie dabei auch die Milch in Kaffeegeträn-

ken wie Latte macchiato und Co. Beson- ders verführerisch sind gekühlte Kaffee- spezialitäten für unterwegs. Dieser Kof- feingenuss liefert reichlich versteckte Ka- lorien und Zucker.

Pro Glas (250 Milliliter) liefert fettarme Milch (1,5 % Fett) 120 Kilokalorien und Vollmilch (3,5 % Fett) 160 Kilokalorien.

Check: Überprüfen Sie Ihre Fortschritte

Wie oft essen Sie Milchprodukte?

Fügen Sie pro Portion einen Strich in das jeweilige Kästchen ein!

	EINE PORTION	MONTAG	DIENSTAG	MITTWOCH	DONNERSTAG	FREITAG	SAMSTAG	SONNTAG
Joghurt*	ca. 150 g							
Milch	ein Glas							
Käse *oder* Quark	eine Scheibe 2 bis 3 Esslöffel							

* auch Dickmilch, Ayran, Kefir

Auswertung: Sie machen es richtig, wenn Sie insgesamt auf drei Striche pro Tag kom- men. Mindestens einer davon sollte bei „Joghurt" stehen.

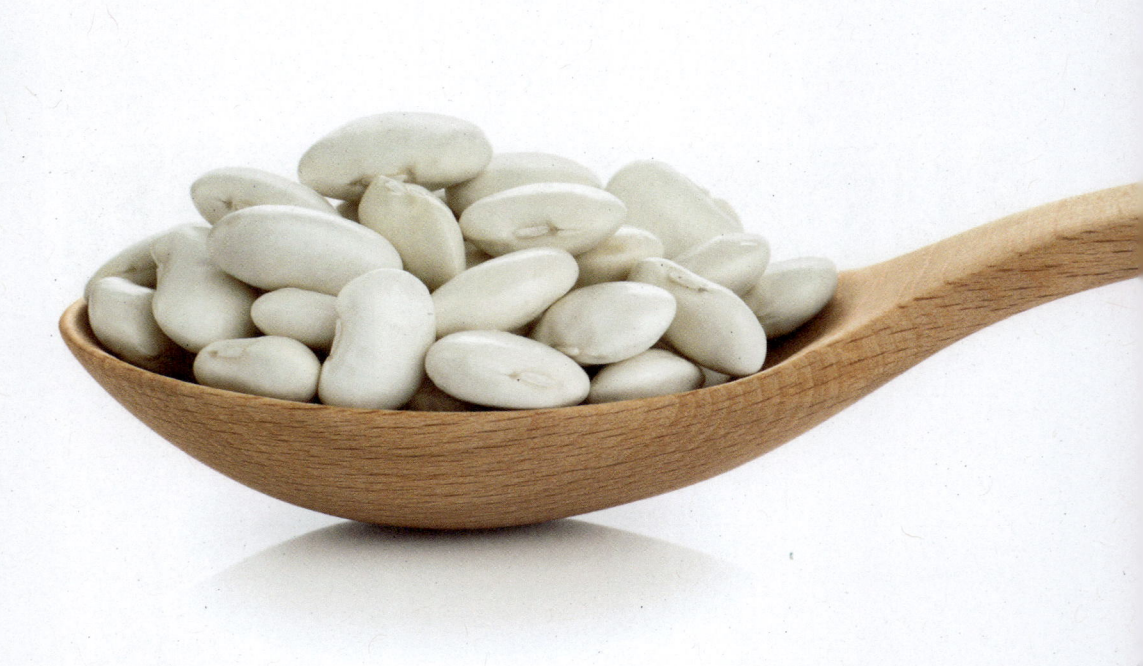

6 Mehr pflanzliche Eiweiße

Wer öfters pflanzliche Eiweißquellen statt Fleisch wählt, tut etwas Gutes für seine Gesundheit und das Klima. Die besten pflanzlichen Eiweißalternativen sind Hülsenfrüchte, auch in verarbeiteter Form wie z. B. Tofu.

Test: Wie viel Fleisch essen Sie?

WIE HÄUFIG ESSEN SIE FLEISCH ODER GEFLÜGEL?

fast täglich	0	4- bis 5-mal pro Woche	1	3-mal pro Woche oder seltener	2

WIE GROSS SIND IHRE FLEISCHPORTIONEN?

mindestens so groß wie meine gesamte Hand (mehr als 200 g)	0	kleiner als mein Handteller (weniger als 150 g)	2

WIE OFT ESSEN SIE PFLANZLICHE EIWEISSALTERNATIVEN ODER HÜLSENFRÜCHTE?

mehrmals pro Woche	2	selten	1	gar nicht	0

AUSWERTUNG

6 Punkte: Prima, Sie essen Fleisch in Maßen und regelmäßig vegetarisch. Lesen Sie das folgende Kapitel, wenn Sie mehr über pflanzliche Alternativen erfahren möchten.
2–5 Punkte: Sie könnten Ihren Fleischverzehr oder die Auswahl an pflanzlichen Alternativen noch optimieren. Im folgenden Kapitel finden Sie dazu alle nötigen Informationen.
0–1 Punkte: Aus gesundheitlicher Sicht ist es sinnvoll, weniger Fleisch zu essen. Dazu finden Sie Tipps und Anregungen auf den folgenden Seiten.

→ **WIR EMPFEHLEN**

Essen Sie wenig(er) Fleisch. Ersetzen Sie Fleisch öfter durch pflanzliche Alternativen wie Hülsenfrüchte → Seite 33 oder Sojaprodukte → Seite 62.

→ **TIPP**

Vorschläge für Gerichte mit pflanzlichem Eiweiß finden Sie in unserem Rezeptteil:

- Pilz-Kartoffel-Pfanne (Variante) → Seite 176
- Asiapfanne „Sommerpalast" → Seite 186
- Frühlingsgemüse mit Kichererbsenbällchen und Kräutercreme → Seite 170
- Herzhafter Linsensalat → Seite 152
- Indische Kokos-Linsensuppe → Seite 162
- Ländlicher Linsenaufstrich → Seite 134
- Schnelle Erbsensuppe → Seite 163

Warum weniger Fleisch essen?

Keine Frage: Fleisch ist ein wertvolles Lebensmittel. Es liefert hochwertiges Eiweiß, das im Körper als Bausubstanz für alle Zellen dient. Zusätzlich kommen darin viele B-Vitamine und gut verwertbares Eisen vor. Für eine ausreichende Zufuhr aller Nährstoffe reicht es aber aus, wenn Fleisch seltener also zwei- oder dreimal in der Woche, oder auch gar nicht auf dem Speiseplan steht.

Eine Reduktion des Konsums von rotem und verarbeitetem Fleisch kann auch Darmkrebs vorbeugen. Der Weltkrebsforschungsfonds empfiehlt maximal 500 Gramm Fleisch und Fleischprodukte pro Woche. Verarbeitete Fleischwaren, wie geräucherte und gepökelte Produkte und Wurst, sollten nur in sehr geringen Mengen gegessen werden. Diese enthalten meist viel (Pökel-)Salz und gesättigte Fette. Beides kann die Entstehung von Darmkrebs und Herzinfarkt fördern.

HÄTTEN SIE'S GEWUSST?

Fleisch hat von allen Lebensmitteln den größten Einfluss auf unser Klima und die Umwelt. Etwa ein Fünftel der Treibhausgasemissionen stammt aus der Ernährung, das entspricht ungefähr den Emissionen durch Mobilität. Davon stammen wiederum ca. 40 Prozent aus Fleisch und Fleischerzeugnissen und rund ein Viertel aus Milch und Milchprodukten einschließlich Butter. Die landwirtschaftliche Produktion pflanzlicher Lebensmittel verursacht erheblich weniger schädliche Klimagase und verbraucht weniger Wasser. Produkte aus ökologischer Landwirtschaft schneiden in Bezug auf Klima- und Umweltschutz insgesamt besser ab als Produkte aus konventionellem Anbau. Quellen: www.bmub.bund.de/P437/ und www.wwf.de

Essen Sie stattdessen öfter pflanzliche Alternativen und 2- bis 3-mal pro Woche Gerichte mit Fisch oder Eiern. Fisch ist die wichtigste Quelle für Jod und wertvolle Omega-3-Fettsäuren. Besonders reich an Omega-3-Fettsäuren sind Hering, Makrele und Lachs. Mit ein bis zwei Portionen pro Woche decken Sie diese wichtigen Nährstoffe gut ab. Auch Eier liefern wertvolle Inhaltsstoffe, z.B. fettlösliche Vitamine und Lecithine als Bestandteile der Zellmembranen. Etwa drei Eier pro Woche sind eine angemessene Menge. Hierzu zählen auch die „versteckten" Eier in Pfannkuchen, Aufläufen, Kuchen etc.

→ TIPP

Verwenden Sie Jodsalz, um Ihren Jodbedarf zu decken.

Exkurs: Vegetarisch oder vegan – was ist zu beachten?

Eine zunehmende Anzahl von Menschen verzichtet ganz oder weitgehend auf Fleisch. Aus gesundheitlicher Sicht kann das vorteilhaft sein, weil pflanzliche Lebensmittel wie Gemüse und Hülsenfrüchte einen größeren Stellenwert im Speiseplan bekommen. Wer Fleisch meidet, sollte jedoch bewusst auf eine ausreichende Nährstoffzufuhr achten. Fleisch ist eine gute Quelle für Eiweiß, B-Vitamine und Eisen.

Vegetarier nehmen Eiweiß und B-Vitamine aus Milchprodukten, Eiern, Hülsenfrüchten und Nüssen auf. Das Eisen erhalten sie vor allem über Gemüse und Hülsenfrüchte. Die Eisenaufnahme wird verbessert, wenn eisenreiche Lebensmittel in einer Mahlzeit mit Vitamin-C-reichem Gemüse oder Obst gegessen werden, z.B. rote Paprika zu Linsen oder ein Obstsalat als Dessert nach einem Gemüsegericht.

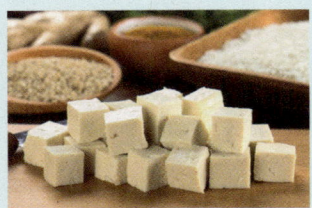

Kleine Warenkunde: Pflanzliche Eiweißalternativen

Pflanzliche Alternativen zu Fleisch sind aus gesundheitlicher und ökologischer Sicht grundsätzlich eine gute Wahl, insbesondere Hülsenfrüchte und Tofu. Die bunte Vielfalt der Hülsenfrüchte haben wir auf → Seite 33 dargestellt.

TOFU wird auch als Sojaquark bezeichnet, denn die Herstellung ähnelt derjenigen von Quark aus Kuhmilch. Hierfür werden Sojabohnen eingeweicht und danach gepresst. Die entstandene Flüssigkeit wird abgetrennt, sie enthält das Sojaeiweiß. Durch Zugabe eines Gerinnungsmittels (z.B. Magnesiumchlorid, Zitronensäure, Calciumsulfat) flockt das Eiweiß aus. Durch Pressen entstehen mehr oder weniger feste Blöcke. Tofu enthält hochwertiges Eiweiß. Der Gehalt ist fast so hoch wie in Fleisch. Da Tofu geschmacksneutral ist, kann er vielseitig verwendet werden. Im Handel ist Tofu auch mit verschiedenen Kräutern und Gewürzen erhältlich. Räuchertofu hat einen feinen Räuchergeschmack und schmeckt sehr gut zu Kohlgemüse und in der Kartoffelsuppe. Seidentofu ist sehr weich und eignet sich als Ersatz für Quark in Desserts und im Kuchen.

TEMPEH wird ebenfalls aus eingeweichten Sojabohnen hergestellt. In diesem Fall werden sie aber – vergleichbar mit der Herstellung von Camembert – mit einem Pilz beimpft. Nach einer kurzen Reifezeit entsteht eine feste Masse. Tempeh wird vor allem in der japanischen Küche verwendet. Er lässt sich mit Kräutern und Gewürzen marinieren und wird in Öl gebraten oder frittiert.

SOJAGRANULAT wird aus getrockneten und geschroteten Sojabohnen hergestellt. Es kann als Ersatz für Hackfleisch verwendet werden.

SOJAFLEISCH (Textured Vegetable Protein = TVP) wird aus den Eiweißfasern der Sojabohne hergestellt. In einem aufwendigen Verfahren werden das Sojaöl und andere Substanzen der Sojabohne entfernt. Übrig bleiben reine Eiweißfasern, die sich zu gewebeartigen Strukturen verspinnen lassen. Mit Aromen, Gewürzen oder geschmacksverstärkenden Zutaten entsteht eine fleischähnliche Masse. Es ist vielfältig formbar, sodass es als Gulasch, Geschnetzeltes oder Wurst angeboten wird. Aufgrund der starken Verarbeitung empfehlen wir die Verwendung nicht.

SEITAN ist eine fleischähnliche Masse, die aus Weizen hergestellt wird. Hierfür wird Weizengrieß so lange mit Wasser gewaschen, bis nur noch das Weizeneiweiß (= Gluten) übrig bleibt. Seitan kann als Isolat bezeichnet werden und ist daher auch weniger empfehlenswert.

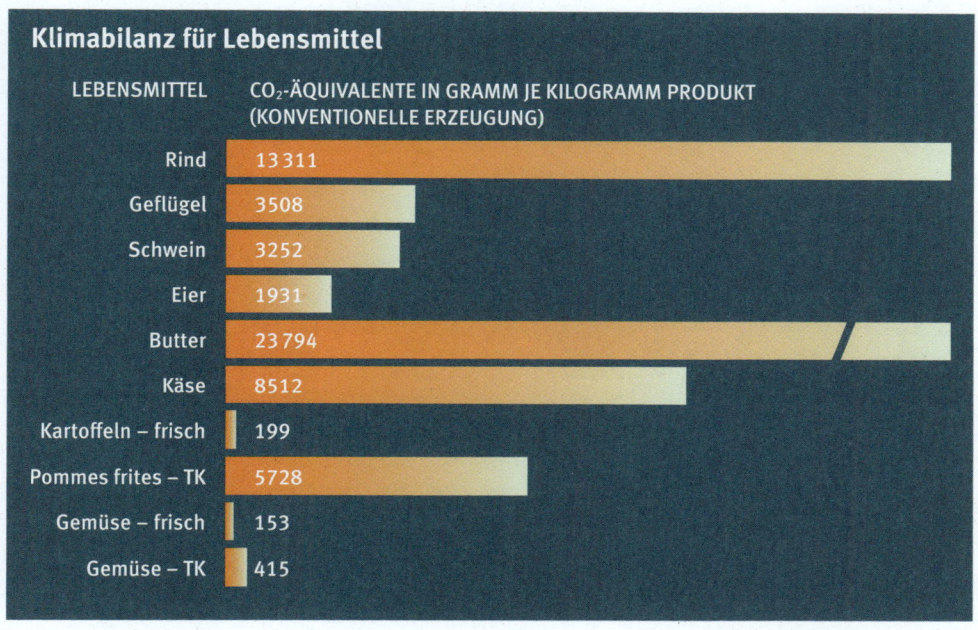

Klimabilanz für Lebensmittel

LEBENSMITTEL	CO₂-ÄQUIVALENTE IN GRAMM JE KILOGRAMM PRODUKT (KONVENTIONELLE ERZEUGUNG)
Rind	13 311
Geflügel	3508
Schwein	3252
Eier	1931
Butter	23 794
Käse	8512
Kartoffeln – frisch	199
Pommes frites – TK	5728
Gemüse – frisch	153
Gemüse – TK	415

Quelle: www.bmub.bund.de/P437

Ein vollständiger Verzicht auf alle tierischen Lebensmittel, also eine vegane Ernährung, erfordert viel Sachkenntnis und eine sorgfältige Speiseplangestaltung. Da pflanzliche Lebensmittel so gut wie gar kein Vitamin B12 enthalten, wird Veganern empfohlen, dieses wichtige Vitamin möglichst täglich über Nahrungsergänzungsmittel aufzunehmen. Wer auf Nummer sicher gehen möchte, sollte sich von einer Ernährungsfachkraft beraten lassen, Adressen finden Sie auf Seite 207.

Tipps für den Alltag

→ Erhöhen Sie den Gemüseanteil in Fleischgerichten, z. B. Gulasch mit Pilzen und Paprika, Hackfleischsauce mit Würfeln von Möhren und Sellerie. Hackfleisch lässt sich in vielen Gerichten durch Linsen ersetzen. So schlagen Sie zwei Fliegen mit einer Klappe – weniger Fleisch und mehr Gemüse und Hülsenfrüchte.

→ Verkleinern Sie Ihre Fleischportionen und genießen Sie sie bewusster. 100 Gramm

Flächenbedarf und Treibhausgasemissionen beliebter Gerichte

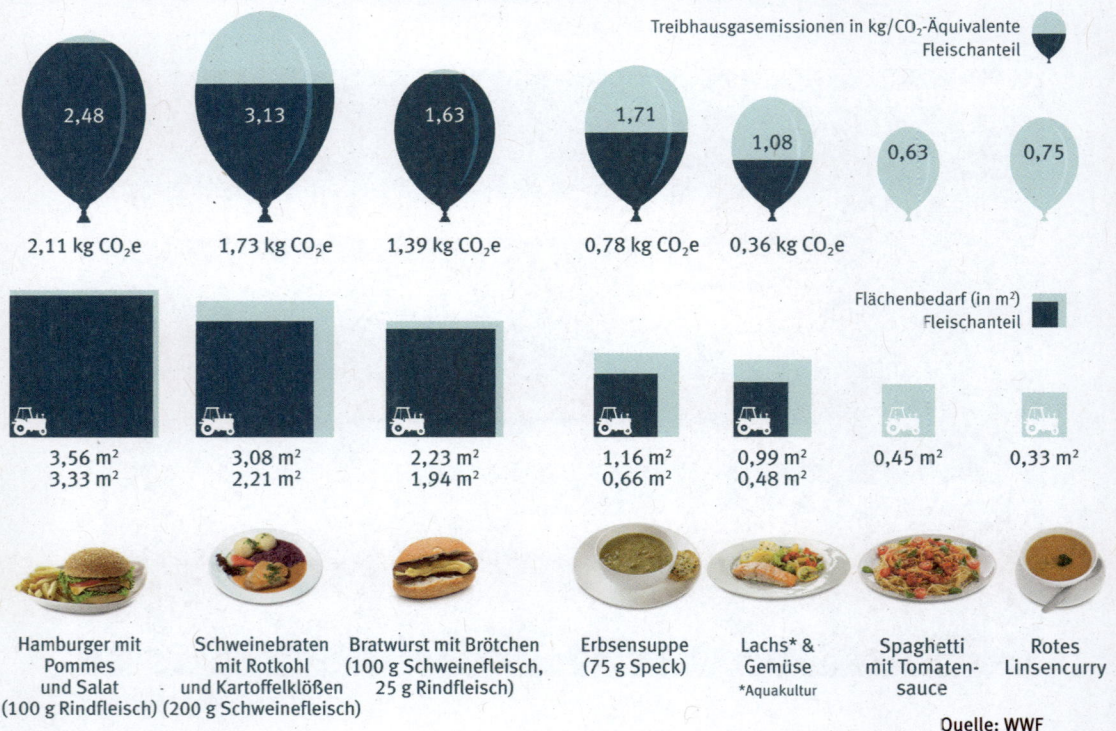

Treibhausgasemissionen in kg/CO₂-Äquivalente
Fleischanteil

2,48	3,13	1,63	1,71	1,08	0,63	0,75	

| 2,11 kg CO₂e | 1,73 kg CO₂e | 1,39 kg CO₂e | 0,78 kg CO₂e | 0,36 kg CO₂e | | |

Flächenbedarf (in m²)
Fleischanteil

| 3,56 m² | 3,08 m² | 2,23 m² | 1,16 m² | 0,99 m² | 0,45 m² | 0,33 m² |
| 3,33 m² | 2,21 m² | 1,94 m² | 0,66 m² | 0,48 m² | | |

| Hamburger mit Pommes und Salat (100 g Rindfleisch) | Schweinebraten mit Rotkohl und Kartoffelklößen (200 g Schweinefleisch) | Bratwurst mit Brötchen (100 g Schweinefleisch, 25 g Rindfleisch) | Erbsensuppe (75 g Speck) | Lachs* & Gemüse *Aquakultur | Spaghetti mit Tomatensauce | Rotes Linsencurry |

Quelle: WWF

Steak schmecken genauso gut wie 200 Gramm.

→ Ersetzen Sie ab und zu eine Fleischmahlzeit durch Eiergerichte, z.B. Omelette mit Pilzen und Gemüse, Pfannkuchen mit Gemüsefüllung.

→ Bereiten Sie Suppen und Eintöpfe mit Hülsenfrüchten zu, z.B. mit Kichererbsen, Linsen oder Bohnen. Die indische Küche bietet viele Anregungen an Currys.

→ Immer mehr Restaurants bieten vegetarische und vegane Gerichte an. Probieren Sie es aus, es ist meist eine gesunde Wahl.

▶ Wichtig für alle, die abnehmen wollen

Achten Sie auf ein ausgewogenes Verhältnis von Kohlenhydraten, Fetten und Eiweiß in Ihren Mahlzeiten. Da Eiweiß für die langfristige Sättigung wichtig ist, sollte in jeder Mahlzeit Eiweiß in Form von Milchprodukten (z.B. Quark), Hülsenfrüchten, Fleisch, Fisch oder Eiern enthalten sein. Stellen Sie sich die Auf-

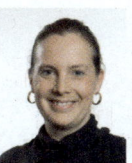 **Tanja Dräger de Teran, Referentin Ernährung und Landwirtschaft beim WWF:** „Fast 70 Prozent unseres Klima-Fußabdrucks der Ernährung geht auf das Konto von tierischen Produkten. Das bedeutet aber auch, dass jeder Biss hin zu einer fleischärmeren Ernährung einen signifikanten Beitrag zum Klimaschutz leisten kann. Wenn beispielsweise alle Einwohner nur einmal die Woche auf Fleisch verzichten, könnten jährlich insgesamt 9 Millionen Tonnen an Treibhausgasen eingespart werden. Das entspricht der Emissionsmenge einer 75 Milliarden Kilometer langen Autofahrt oder – bezogen auf eine vierköpfige Familie – von 3600 Kilometern.“

teilung des Tellers bei Hauptmahlzeiten so vor: Die Hälfte sollte aus Gemüse oder Salat bestehen, jeweils ein Viertel aus einer Kohlenhydratbeilage und dem Eiweißträger.

Bevorzugen Sie beim Fleisch und insbesondere bei Fleischerzeugnissen die fettärmeren Varianten. In Wurst „verstecken" sich oft größere Mengen an Fett. Als Faustregel gilt: Alle Produkte, bei denen man die Fleischfasern noch erkennen kann, sind fettärmer. Das ist z. B. bei Schinken, Braten- und Putenbrustaufschnitt der Fall.

Achten Sie beim Abnehmen auf eine ausreichende Eiweißzufuhr und viel Bewegung. So vermeiden Sie einen Abbau Ihrer Muskelmasse. Täglich sollte es etwa ein Gramm Eiweiß pro kg Körpergewicht sein, bei einem Gewicht von 60 Kilogramm also 60 Gramm Eiweiß.

 BEISPIEL

Eine Frau zwischen 25 und 51 Jahren, die eine überwiegend sitzende Tätigkeit ausübt und keiner anstrengenden Freizeitaktivität nachgeht, hat einen Kalorienbedarf von ungefähr 2100 Kilokalorien. Eine passende Eiweißzufuhr erreicht sie zum Beispiel mit diesem Tagesspeiseplan*:

- Frühstück: 2 kleine **Sonntagmorgen-Haferbrötchen** mit Butter, 1 Scheibe Käse (ca. 30 g), **Ländlichem Linsenaufstrich** (ca. 1 EL) und Marmelade (ca. 1 EL)
- Mittag: Eine Portion **Herzhafte Pfannkuchen mit Spinatfüllung** und als Nachtisch **Rote Grütze**
- Abend: Eine Portion **Schnelle Erbsensuppe**
- Zwischenmahlzeiten: **Erfrischender Milch-Obst-Shake**, 1 Riegel Schokolade, 25 g Nüsse

*Die fettgedruckten Rezeptvorschläge finden Sie in unserem Rezeptteil → ab Seite 118.

Eiweißgehalte bei verschiedenen Kostformen

MISCHKOST			VEGETARISCH			VEGAN		
Menge	Lebens-mittel	Eiweiß-gehalt	Menge	Lebens-mittel	Eiweiß-gehalt	Menge	Lebens-mittel	Eiweiß-gehalt
50 g	Hafer-flocken	6,6 g	60 g	Hafer-flocken	7,9 g	80 g	Hafer-flocken	10,6 g
200 g	Kuhmilch	6,8 g	200 g	Kuhmilch	6,8 g	200 g	Sojadrink	6,9 g
150 g	Joghurt	5,8 g	200 g	Joghurt	7,8 g	150 g	Soja-joghurt	6,0 g
25 g	Nüsse	7,4 g	30 g	Nüsse	8,9 g	50 g	Nüsse	14,9 g
100 g	Fleisch, gegart	27,5 g	150 g	Linsen, gegart	14,0	100 g	Tofu	15,5 g
30 g	Gouda	7,4 g	30 g	Gouda	7,4 g	70 g	Linsen, gegart	6,6 g
			60 g	Hühnerei, gegart	7,1 g			
	Summe	61,5 g		Summe	59,9 g		Summe	60,5 g

Check: Überprüfen Sie Ihre Fortschritte

Wie oft essen Sie ...?

Fügen Sie pro Portion einen Strich in das jeweilige Kästchen ein!

	EINE PORTION	MONTAG	DIENSTAG	MITTWOCH	DONNERSTAG	FREITAG	SAMSTAG	SONNTAG
Fleisch/ Geflügel	ca. 150 g							
Schinken, Wurst	ca. 30 g							
pflanzliche Eiweißquelle	ca. 100–150 g							

Auswertung: Pro Woche sollten es maximal 300 bis 600 Gramm Fleisch und Wurst sein, in der unteren Zeile sollten Sie pro Woche mindestens drei Striche eingefügt haben. Unser Klima dankt es Ihnen.

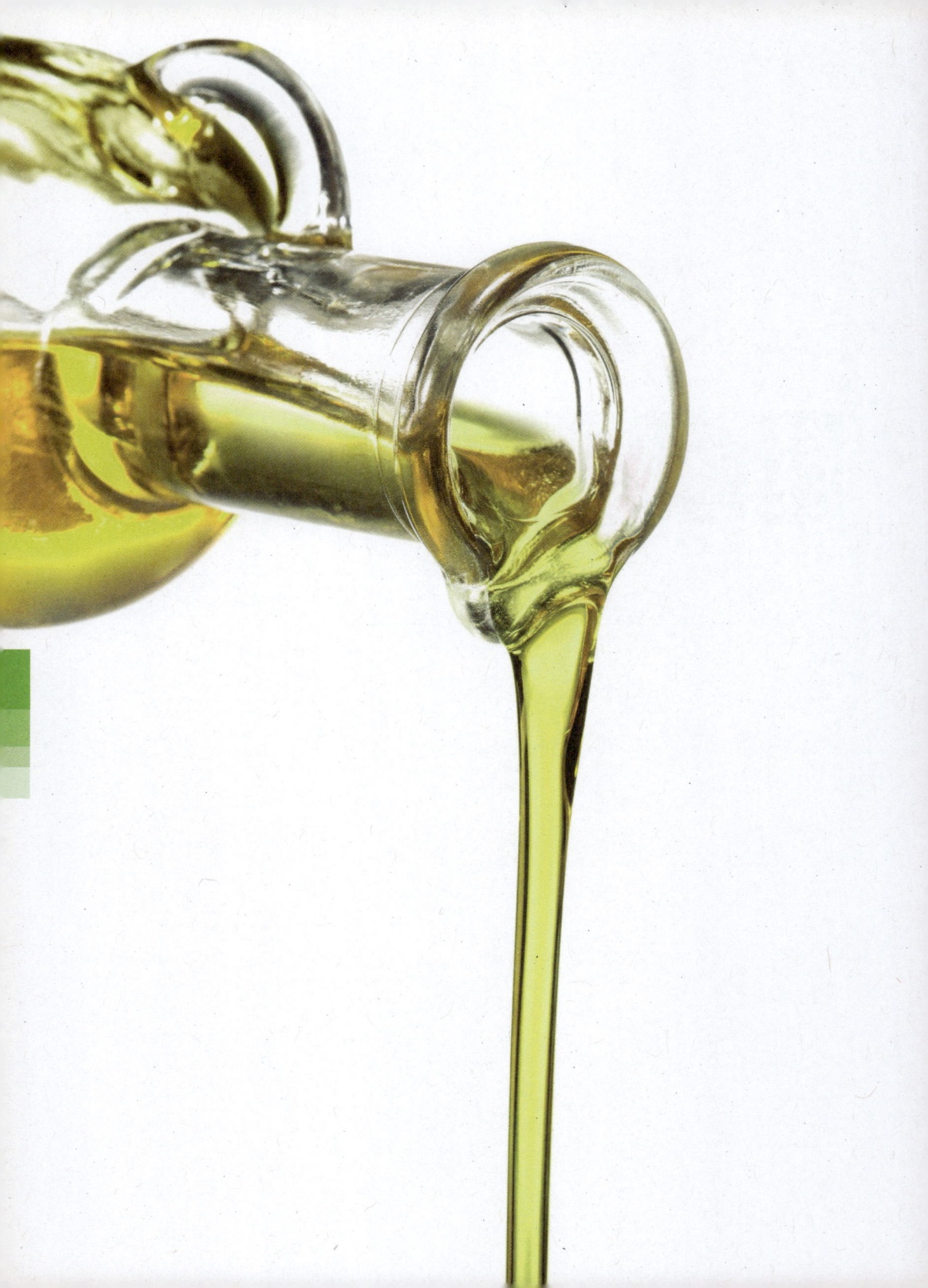

7 Mehr gesunde Fette

Lange Zeit wurde eine äußerst fettarme Ernährung propagiert. Heute wissen wir, dass sich gesunde Fette positiv auf unsere Gesundheit auswirken. Es kommt also darauf an, wie viele und welche Fette wir verwenden.

Test: Wählen Sie die richtigen Fette?

WIE OFT VERWENDEN SIE RAPS- ODER OLIVENÖL?			
täglich	❷	3- bis 6-mal pro Woche ❶	2-mal pro Woche oder seltener ⓿

WELCHE AUSSAGE TRIFFT IHRER MEINUNG NACH AM EHESTEN ZU?		
So wenig Fett wie möglich ist am gesündesten. ⓿	Der Körper braucht bestimmte Fette in gewissen Mengen.	❷

▶ AUSWERTUNG

4 Punkte: Prima, Sie wählen offenbar die richtigen Fette. Im folgenden Kapitel finden Sie weitere Informationen.

0–3 Punkte: Sie können Ihre Ernährung in punkto gesunde Fette offenbar deutlich verbessern. Im folgenden Kapitel lesen Sie, welche Fette und Öle am günstigsten sind.

→ **WIR EMPFEHLEN**

Nehmen Sie täglich pflanzliche Öle wie z.B. Raps- oder Olivenöl zu sich. Auch Nussöle sind empfehlenswert.

Fett ist nicht gleich Fett

Ein wesentlicher Bestandteil von Fetten sind die Fettsäuren. Davon gibt es drei verschiedene Arten:

→ **Gesättigte Fettsäuren:** Unser Körper kann sie selbst herstellen. Als Bestandteil der Nahrung sind sie eher ungünstig, weil sie den Cholesterinspiegel erhöhen. Sie kommen insbesondere in tierischen Fetten vor (z. B. in Butter, Wurst und Käse), aber auch in Kokos- und Palmfett.

→ **Einfach ungesättigte Fettsäuren:** Sie haben einen günstigen Effekt auf den Cholesterinspiegel. Olivenöl ist eine gute Quelle.

→ **Mehrfach ungesättigte Fettsäuren:** Die wertvollen mehrfach ungesättigten Fettsäuren kommen in Raps-, Lein-, Walnuss-

und Sonnenblumenöl vor. Eine spezielle Form – die langkettigen Omega-3-Fettsäuren – sind in fettreichen Fischarten wie Hering, Sardine, Makrele und Lachs zu finden.

Fette und Öle gehören zu einer genussvollen Ernährung dazu, denn sie sind Geschmacksträger und liefern fettlösliche Vitamine, z.B. die Vitamine A und E. Fett ist allerdings der Nährstoff mit dem höchsten Energiegehalt: Ein Gramm liefert 9 Kilokalorien. Zum Vergleich: Eiweiße und Kohlenhydrate liefern 4 Kilokalorien pro Gramm und Alkohol 7 Kilokalorien pro Gramm. Deswegen ist beim Fett ein maßvoller Umgang angesagt.

So finden Sie das richtige Maß

→ Wenn Sie etwa 2 Teelöffel Streichfett und ca. 2 bis 3 Esslöffel Öl am Tag verwenden, liegen Sie richtig. Wer mit fettreichen tierischen Lebensmitteln wie

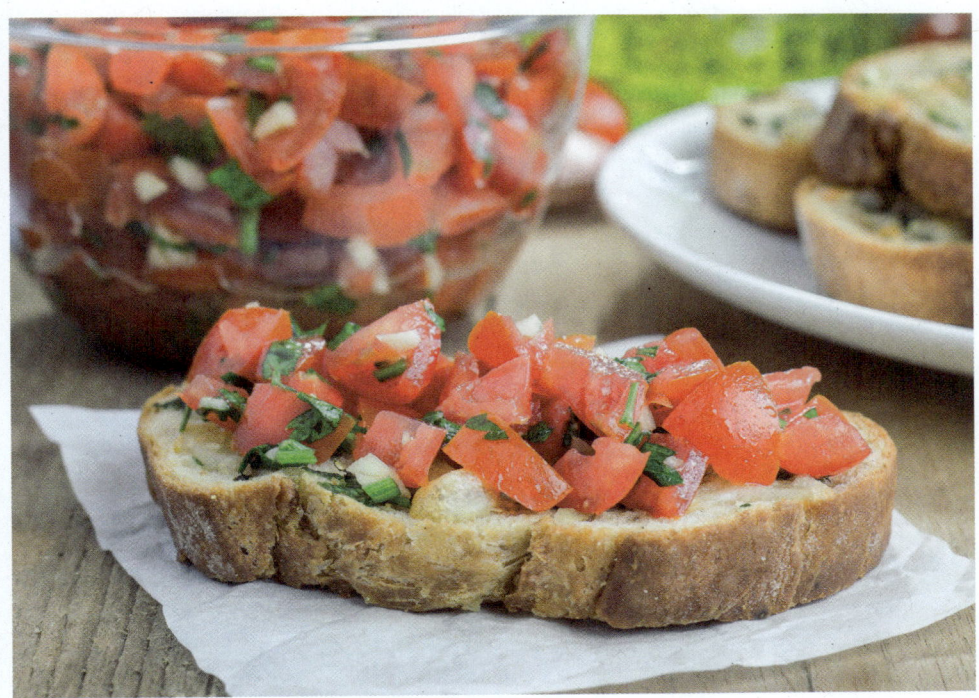

Wurst und Käse eher sparsam umgeht, kann beim Öl sogar noch etwas großzügiger sein.

→ Messen Sie Fette und Öle möglichst mit Löffeln ab, damit Sie ein Gefühl für die Mengen bekommen.

→ Nehmen Sie maximal einen Teelöffel Streichfett für eine Scheibe Brot. Als Streichfett ist Butter oder Margarine gleichermaßen geeignet. Wer einen erhöhten Cholesterinspiegel hat, sollte allerdings Margarine mit einem hohen Gehalt an mehrfach ungesättigten Fettsäuren bevorzugen. Vergleichen Sie die Zusammensetzung verschiedener Margarinesorten. Die jeweiligen Gehalte an Fettsäuren stehen auf der Verpackung.

→ Verzichten Sie gelegentlich auf das Streichfett, z.B. bei cremigen Brotaufstrichen wie Frischkäse oder Quark.

Tipps für den Alltag

1. Wählen Sie zur Zubereitung Ihrer Mahlzeiten hochwertige Öle wie Raps-, Oliven- oder Walnussöl. Kaltgepresste und native Öle schmecken besonders intensiv. Sie sind allerdings auch hitzeempfindlich und deshalb am besten für die kalte Küche, also Salate, geeignet. Raffinierte Öle sind speziell aufbereitet und unempfindlicher gegenüber Erhitzung. Zudem gibt es spezielle Bratöle, die besonders hitzestabil sind.

2. Bereiten Sie Salate mit einem Dressing aus Öl und Essig zu. Zwei Teile Öl auf ein Teil Essig. Pro Person benötigen Sie etwa einen Esslöffel Öl. Mit verschiedenen Öl- und Essigsorten und unterschiedlichen Gewürzen und Kräutern schaffen Sie Abwechslung.

   Im Rezeptteil finden Sie weitere Dressings mit Ölen: Kräuter-Vinaigrette → Seite 141 oder Curry-Walnuss-Dressing → Seite 142.

   Mixen Sie alle Zutaten für ein Dressing in einer kleinen Flasche oder in einem leeren Marmeladenglas, einfach durch Schütteln. Ein Salatdressing lässt sich auch auf Vorrat herstellen. Im Kühlschrank hält es sich eine Woche!

3. Probieren Sie pflanzliche Brotaufstriche. Diese werden meist mit Sonnenblumenkernen, Nüssen oder Hülsenfrüchten her-

 HÄTTEN SIE'S GEWUSST?

Achten Sie auf **versteckte Fette**! Manche Lebensmittel bestehen zu einem großen Teil aus Fett, man sieht es ihnen aber nicht an. Wussten Sie, dass Salami und Leberwurst zu etwa einem Drittel aus Fett bestehen? Kartoffelchips zählen mit 40 Prozent zu den Spitzenreitern und ein Croissant bringt es immerhin auch auf rund 20 Gramm Fett pro 100 Gramm. Diese Fettanteile sind besonders tückisch, weil man sie dort nicht unbedingt vermutet.

Gehen Sie deshalb bewusst mit fettreichen Lebensmitteln um, insbesondere wenn es sich um gesättigte Fette handelt wie bei vielen Wurstsorten. Essen Sie diese Lebensmittel möglichst selten und wenn, dann in kleinen Mengen. Noch besser ist es, Sie finden Alternativen mit weniger Fett, die Ihnen ebenso gut schmecken, z.B. Schinken statt Salami und Bratenaufschnitt statt Teewurst.

gestellt und enthalten deswegen mehr gesunde Fette. Im Naturkostladen und mittlerweile auch in Supermärkten ist eine große Auswahl erhältlich. Oder machen Sie die Aufstriche einfach selbst: In unserem Rezeptteil finden Sie viele Vorschläge wie: Kichererbsenpaste „Tausendundeine Nacht" → Seite 135, Ländlicher

Fettarme Brotbeläge

LEBENSMITTEL	FETTGEHALT IN GRAMM PRO 100 GRAMM
Gemüse oder Champignons in Aspik	0
Tomaten- oder Gurkenscheiben	0
Bananenscheiben	0
Speisequark Magerstufe	0,3
Harzer Korbkäse, Mainzer Handkäse	0,7
Kräuterquark (fettarm)	2
Körniger Frischkäse	3
Schinken (ohne Fettrand)	3
Putenbrust(-aufschnitt)	4
Speisequark, 20 % Fett i. Tr.	5
Bratenaufschnitt vom Schwein	5
Corned Beef	6
Kasseler Aufschnitt	7
Kräuterquark, je nach Fettstufe	2–10

Fettreiche Brotbeläge

LEBENSMITTEL	FETTGEHALT IN GRAMM PRO 100 GRAMM
Mozzarella, 45 % Fett i. Tr.	16
Feta (Schafskäse), 40 % Fett i. Tr.	16
Edamer, 30 % Fett i. Tr.	16
Camembert, 40 % Fett i. Tr.	21
Butterkäse, 40 % Fett i. Tr.	21
Schinkenwurst	28
Nuss-Nougat-Creme	30
Leberwurst	30
Doppelrahmfrischkäse	30
Gorgonzola, 50 % Fett i. Tr.	31
Emmentaler, 45 % Fett. i. Tr.	31
Salami, Mortadella	33
Camembert, 60 % Fett i. Tr.	34
Teewurst	35
Butterkäse, 60 % Fett i. Tr.	35

Linsenaufstrich → Seite 134, Möhren-Petersilien-Creme → Seite 132.

4. Pestos lassen sich in vielen Varianten herstellen. Sie schmecken nicht nur zu Nudeln oder Pellkartoffeln, sondern auch als Dipp zu Knabbergemüse.

Wo Sie gesättigte Fette einsparen können

→ Ersetzen Sie öfters Fleischgerichte durch vegetarische Alternativen.

→ Verkleinern Sie Ihre Fleischportionen. Bevorzugen Sie magere Fleischsorten wie

Fettarme und fettreiche Varianten zum Naschen

FETTARM	FETTREICH
Obstkuchen aus Hefe- oder Biskuitteig, Milchhörnchen	Sahnetorte, Rührkuchen, Mürbeteig, Blätterteig, Muffins, Croissant
Russisch Brot (ABC-Kekse), Löffelbiskuit, Reiswaffeln	Mürbeteigkekse, Schokoladenplätzchen, Vanillekipferl
Fruchteis, Zitroneneis, Sorbets	Nusseis, Sahneeis, Schokoladeneis
Obstsalat, Rote Grütze, Götterspeise, Obstquark	Tiramisu, Mousse au chocolat, Bayerische Creme
Puffreis	Schokolade, Pralinen
Salzstangen, Brezeln, Popcorn	Kartoffelchips

Schweineschnitzel oder -filet, Rindersteak oder Putenbrust. Hackfleisch vom Rind enthält weniger Fett als Hackfleisch vom Schwein (14 Gramm anstelle 22 Gramm pro 100 Gramm). Tatar punktet mit 3 Gramm Fett pro 100 Gramm.

→ Achten Sie beim Käse auf den Fettgehalt. Er ist in der Nährwertkennzeichnung angegeben. „Dosieren" Sie fettreichen Käse sparsamer. Da er meist geschmacksintensiver ist, ist das leicht möglich.

→ Als fettarme Brotbeläge kommen viele vegetarische Brotaufstriche, Kasseler, Schinken, Braten- oder Putenbrustaufschnitt,Quark oder körniger Frischkäse infrage.

→ Verwenden Sie zum Braten beschichtete Pfannen oder spezielle Edelstahltöpfe.

Kartoffelpuffer, Pommes und Bratlinge können im Backofen auf Backpapier gebacken werden.

→ Essen Sie fettreiche Lebensmittel wie Pommes, Bratkartoffeln, Sahnetorten und Pralinen nur selten und in kleinen Mengen. Wählen Sie fettarme Alternativen, z.B. Pell- oder Folienkartoffeln statt Bratkartoffeln oder Kroketten, Milchhörnchen statt Croissant.

Jedes verpackte Lebensmittel weist eine **Nährwertkennzeichnung** auf. Das ist gesetzlich vorgeschrieben. Eine kleine Tabelle zeigt, wie viele Kalorien, Kohlenhydrate, Fette und Eiweiß enthalten sind. Vergleichen Sie diese Gehalte mit der empfohlenen Fettmenge von 60 bis 80 Gramm pro Tag. Oft ist sogar die Fettmenge pro Portion angegeben. Doch Vorsicht: Die Portionsgrößen entsprechen häufig nicht den landläufigen Portionen. Überprüfen Sie, wie viel der Hersteller als eine Portion ansieht.

▶ Wichtig für alle, die abnehmen wollen

Viele Menschen, die auf ihr Gewicht achten, gehen oft beim Fettsparen zu weit. Weil sie wissen, dass Fett von allen Nährstoffen die meisten Kalorien liefert, gibt es Salat ohne Öl, Brot ohne Butter und Kartoffeln ohne Soße. Die Folge: Das Essen schmeckt fade und – was viele nicht wissen – es hält nicht so lange satt. Denn Fett sorgt zusammen mit Eiweiß für ein länger anhaltendes Sättigungsgefühl. Nur eine ausgewogene Mahlzeit mit Kohlenhydraten, Eiweiß und einer angemessenen Menge Fett macht lange satt und zufrieden.

Check: Überprüfen Sie Ihre Fortschritte

Wie oft essen Sie ...?

Fügen Sie pro Portion einen Strich in das jeweilige Kästchen ein!

	EINE PORTION	MONTAG	DIENSTAG	MITTWOCH	DONNERSTAG	FREITAG	SAMSTAG	SONNTAG
Butter/ Margarine	1 Teelöffel							
Pflanzliche Öle, wie Raps- oder Olivenöl	1 Esslöffel							

Auswertung: Sie machen es richtig, wenn Sie pro Tag ein bis zwei Striche bei Butter/Margarine und zwei bis drei Striche beim Öl eingefügt haben. Sie können gerne Butter/Margarine durch Öl ersetzen, aber möglichst nicht umgekehrt.

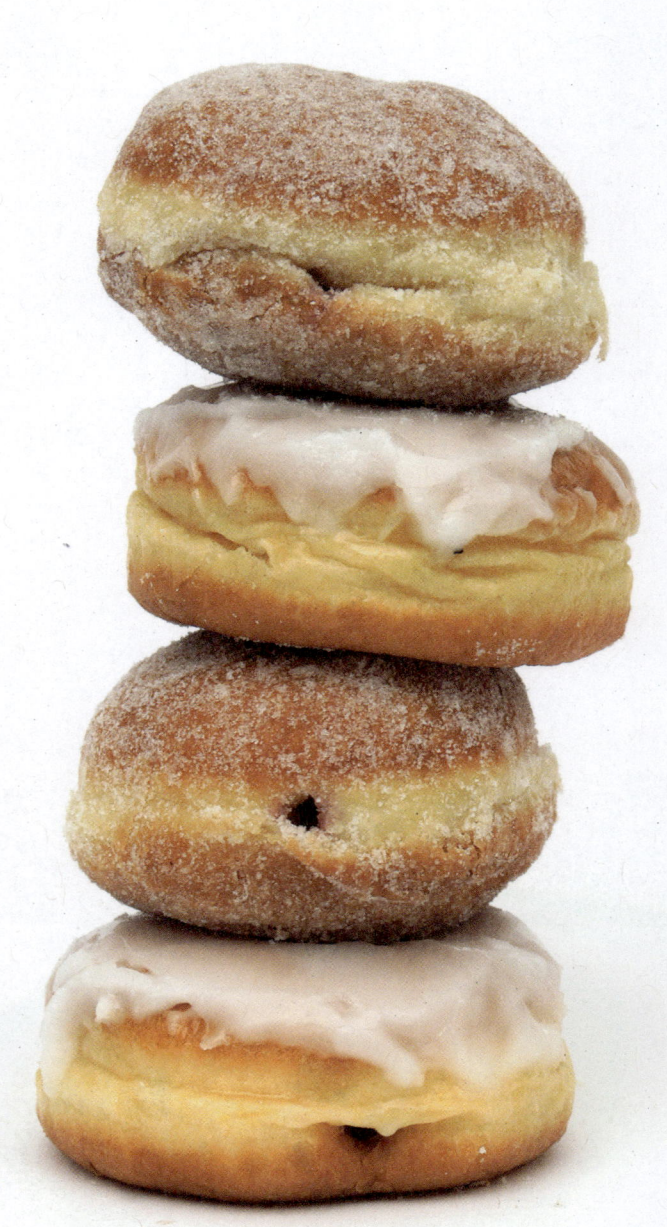

8 Weniger
Zucker

Süßigkeiten und Snacks dienen idealerweise dem puren Genuss. Aus ernährungsphysiologischer Sicht sind sie nicht nötig. In kleinen Mengen haben sie jedoch auch in einer gesunden und genussvollen Ernährung ihren Platz.

Test: Wie viele Süßigkeiten essen Sie?

WIE OFT ESSEN SIE SÜSSIGKEITEN, EISCREME, KEKSE ODER KUCHEN?

(fast) täglich, in kleinen Mengen	2	mehrmals täglich größere Mengen	0	seltener als 1- bis 2-mal pro Woche	2

WELCHE AUSSAGE TRIFFT AM EHESTEN AUF SIE ZU?

Ich kann ohne Süßes nicht leben.	0	Ich esse gern Süßes, schränke den Kosum aber ein.	1	Ich esse selten Süßes und kann es dann richtig genießen.	2

ICH ESSE HÄUFIG SÜSSES, …

um meinen Hunger zu stillen.	0	wenn ich genervt oder traurig bin.	0	nebenher (am PC oder vor dem Fernseher).	0

zu besonderen Anlässen, z. B. als Nachtisch nach einem guten Essen.	2

AUSWERTUNG

6 Punkte: Prima, Sie nutzen Süßes als seltenes Genussmittel. Im folgenden Kapitel finden Sie nützliche Informationen rund um Zucker und andere Süßungsmittel.

2–4 Punkte: Sie könnten Ihren Umgang mit Süßigkeiten noch etwas optimieren. Tipps für einen bewussteren Umgang finden Sie im folgenden Kapitel.

0 Punkte: Sie können Ihr Wohlbefinden wahrscheinlich deutlich verbessern, wenn Sie Ihren Konsum an Süßigkeiten reduzieren. Im folgenden Kapitel finden Sie viele Informationen und Tipps.

→ **WIR EMPFEHLEN**
Verwenden Sie möglichst wenig Zucker und achten Sie auf die Zuckergehalte von Lebensmitteln. Genießen Sie Süßes bewusst und in Maßen.

Wir lieben es süß!

Unsere Vorliebe für Süßes scheint angeboren zu sein. Tropft man Babys eine süße Flüssigkeit auf die Zunge, lächeln sie. Bei einer sauren oder bitteren Flüssigkeit verziehen sie den Mund. Weil unser Unbewusstes und unser Belohnungssystem im Gehirn auf den Süßgeschmack programmiert sind, lassen wir uns leicht dazu verleiten, zu viel Süßes zu essen. Die Lebensmittelindustrie weiß diesen Mechanismus für sich zu nutzen: In vielen Lebensmitteln stecken mehr Zucker und andere Süßungsmittel, als wir vermuten. Wenn wir nicht darauf achten und zu viel

Zucker aufnehmen, kann sich das negativ auf unseren Stoffwechsel und unser Wohlbefinden auswirken.

Die Weltgesundheitsorganisation empfiehlt, nicht mehr als 10 Prozent des täglichen Energiebedarfs in Form von Zucker zu sich zu nehmen. Dieser Prozentsatz entspricht etwa 50 Gramm Zucker, also 200 Kilokalorien pro Tag für einen Erwachsenen. Statistisch gesehen nimmt jeder Deutsche aber das Vierfache zu sich: etwa 100 Gramm am Tag, also 10 Esslöffel oder mehr als 30 Zuckerwürfel. Im Jahr sind das mehr als 30 Kilogramm. Dieser Zucker stammt aber nicht nur aus Süßigkeiten, Kuchen, Keksen und Limonaden. Auch viele herzhafte Lebensmittel wie Gewürzsaucen, Knusperbrot und Feinkostsalate enthalten reichlich Zucker.

Es spricht nichts dagegen, Süßes in geringen Mengen ganz bewusst und in Ruhe zu genießen. Das Gegenteil ist aber meistens der Fall. Wir essen Süßes und unser Beloh-

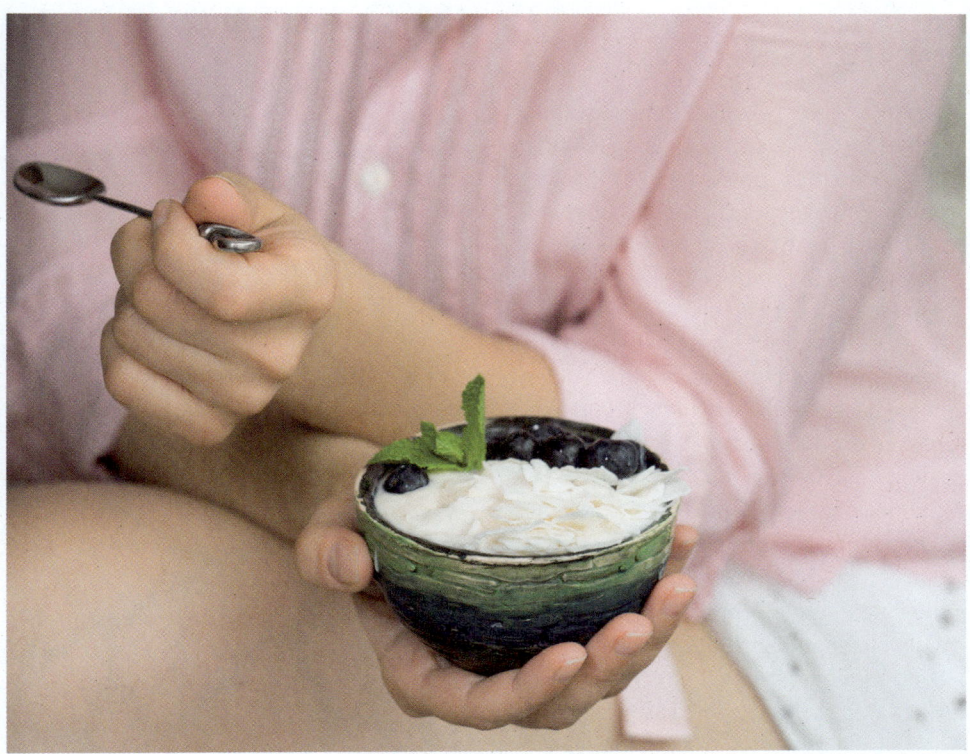

nungssystem im Gehirn vermittelt uns kurzfristig ein Glücksgefühl. Gleichzeitig steigt unser Blutzuckerspiegel. Doch der Blutzuckerspiegel sinkt bald wieder, manchmal kommt noch ein schlechtes Gewissen dazu, wir fühlen uns unwohl, und schon bald wollen wir wieder etwas Süßes essen. Wenn dieser Mechanismus (fast) täglich abläuft, spielt unser Belohnungszentrum im Gehirn uns einen Streich. Es merkt sich die Reaktionskette: Unwohlsein – Süßes – Wohlbefinden. Beim nächsten Unwohlsein lässt es uns wieder in die Falle tappen – ein Teufelskreis. Deshalb ist es wichtig, diesen Automatismus zu unterbrechen.

Süßes bewusst und in Maßen genießen, das gelingt am besten, wenn man satt und zufrieden ist, also z.B. als Abschluss einer

Wenn auf einer Lebensmittelverpackung **„ohne Zuckerzusatz"** oder **„ungesüßt"** steht, kann das Lebensmittel trotzdem größere Mengen an Zucker enthalten, z.B. durch süßende Zutaten wie Rosinen und andere Zuckerquellen. Beispiel: Ein handelsübliches Früchtemüsli ohne Zuckerzusatz besteht bis zu 50 Prozent aus Trockenfrüchten und kommt damit auf einen Zuckergehalt von mehr als 20 Gramm pro 100 Gramm. Ein weiteres Beispiel: Bei einem ungesüßten Cappuccinopulver taucht zwar kein Zucker in der Zutatenliste auf, trotzdem enthält das Pulver aber rund 40 Prozent Zucker aus der Zutat Süßmolkenpulver. Achten Sie also immer auf die Zutatenliste. Wenn Zuckerarten oder Trockenfrüchte beim Müsli weit vorne stehen, ist wahrscheinlich viel Zucker enthalten.

Mahlzeit. Ein Schokoriegel nach dem Mittagessen oder eine Praline nach dem Abendessen – machen Sie ruhig ein kleines Ritual daraus. Wer Süßigkeiten in kleinen Mengen in Ruhe genießt, braucht dabei kein schlechtes Gewissen zu haben. Die von der WHO empfohlene Menge ist mit ca. 45 Gramm Schokolade erreicht – das entspricht etwa zwei Riegeln.

Tipps für den Alltag

→ Bei Bedarf können sie sich jeden Tag eine kleine Süßigkeit gönnen, z.B. den Keks zum Kaffee oder das süße Dessert nach einer Hauptmahlzeit. Genießen Sie diese Süßigkeit lustvoll und mit allen Sinnen.

→ Vermeiden Sie es, Süßes zu naschen, wenn Sie Hunger haben, denn dadurch kann es zu starken Blutzuckerschwankungen kommen, die das Wohlbefinden erheblich stören können. Essen Sie darum bei Hunger etwas, das gut sättigt, z.B. eine Handvoll Nüsse oder einen Joghurt.

→ Vermeiden Sie es ebenfalls, Süßes zu naschen, wenn Sie traurig, verärgert oder wütend sind. Versuchen Sie, andere Wege für den Umgang mit unangenehmen Gefühlen zu finden.

→ Achten Sie zur Vermeidung von versteckten Zuckern auf die Lebensmittelkennzeichnung. Kalkulieren Sie die Menge an Zucker, die in der von Ihnen gewünschten Portion enthalten ist. Prüfen Sie auch, ob stark süßende Zutaten wie Honig, Trockenfrüchte oder Fruchtkonzentrate enthalten sind.

→ Kaufen Sie keine Vorräte an Süßigkeiten und Naschereien. Die Entscheidung, ob Sie die Naschereien essen, treffen Sie bereits im Supermarkt. Selbst wenn Sie Schokolade, Pralinen und Co. z.B. als Vorrat für Gäste kaufen, landen sie vermut-

INFO

Wenn Zucker zugesetzt wurde, erscheint er in der **Zutatenliste** (siehe Kasten „Zucker hat viele Namen"). Die Hersteller sind nicht verpflichtet, die verwendete Menge der einzelnen Zuckerarten anzugeben. Steht Zucker im Zutatenverzeichnis weit vorne, deutet das auf einen hohen Zuckergehalt des Lebensmittels hin. Wenn verschiedene Zuckerarten an unterschiedlichen Stellen im Zutatenverzeichnis stehen, ist eine Einschätzung des Zuckeranteils nicht möglich. Dann hilft die Nährwertkennzeichnung weiter. In dieser Tabelle werden alle im Produkt enthaltenen Einfach- und Zweifachzucker unter dem Begriff „Zucker" zusammengefasst.

HÄTTEN SIE'S GEWUSST?

Zucker hat viele Namen. Hinter diesen Begriffen kann sich Zucker zum Beispiel „verstecken":

- Saccharose, Rübenzucker
- Dextrose
- Raffinose
- Glukose, Traubenzucker, Glukosesirup, Glukose-Fruktose-Sirup oder Stärkesirup
- Fruktose, Fruchtzucker, Fruktosesirup oder Fruktose-Glukose-Sirup
- Karamellsirup
- Laktose, Milchzucker
- Maltose oder Malzextrakt
- Maltodextrin, Dextrin oder Weizendextrin
- Süßmolkenpulver
- Gerstenmalz/Gerstenmalzextrakt
- Isoglukose

lich irgendwann doch in Ihrem eigenen Bauch, z.B. wenn Sie sich das nächste Mal über jemanden ärgern. Entscheiden Sie bereits beim Einkauf im Supermarkt, was Sie wirklich essen wollen und was Sie nicht brauchen. Kaufen Sie nur Ihre Lieblingssüßigkeit oder -nascherei und das in der kleinsten Menge.

→ Essen Sie Schokolade und Chips nicht direkt aus der Verpackung. Nehmen Sie sich eine kleine Portion, z.B. einen Riegel Schokolade, und legen Sie den Rest der Packung wieder weg. Genießen Sie die ge-

wählte Portion ohne Ablenkung. Wenn Sie danach weiterhin Lust auf Süßes haben, gönnen Sie sich noch eine Portion. Danach setzen Sie ganz bewusst einen Schlussstrich, z.B. indem Sie sich die Zähne putzen und sich einer interessanten Tätigkeit widmen.

→ Berufstätige neigen gerade nachmittags dazu, Süßes zu naschen. Das können Sie vermeiden, indem Sie am Nachmittag – ca. 2 bis 3 Stunden nach der Mittagsmahlzeit – noch eine kleine Zwischenmahlzeit einplanen. Das kann ein Quark mit Obst sein oder eine Handvoll Nüsse. Am besten haben Sie am Arbeitsplatz für solche „Notfälle" Nüsse, Joghurt oder Ähnliches parat.

Sind Süßstoffe eine Alternative?

Eher nicht. Sie liefern zwar keine oder nur wenig Kalorien, aber Achtung: Sie haben eine sehr viel höhere Süßkraft als Zucker und andere natürliche Süßungsmittel. Der intensive Süßgeschmack kann dazu führen, dass die Geschmacksnerven unempfindlich werden und dadurch die Lust auf Süßes weiter steigt. Wer meint, mit Süßstoff besser abzunehmen, ist auf dem Holzweg. Untersuchungen zeigen: Süßstoffverwender sind nicht schlanker als Nicht-Verwender. Unsere Empfehlung: Machen Sie sich von Süßstoffen unabhängig und süßen Sie – falls nötig – mit wenig (!) Zucker. Verbessern Sie Ihr Geschmacksempfinden, indem Sie Schritt für Schritt weniger Süßmittel verwenden.

→ **BUCHTIPP**
Weitere Informationen und zahlreiche zuckerarme Rezepte finden Sie im Ratgeber „Achtung, Zucker!".
www.ratgeber-verbraucherzentrale.de

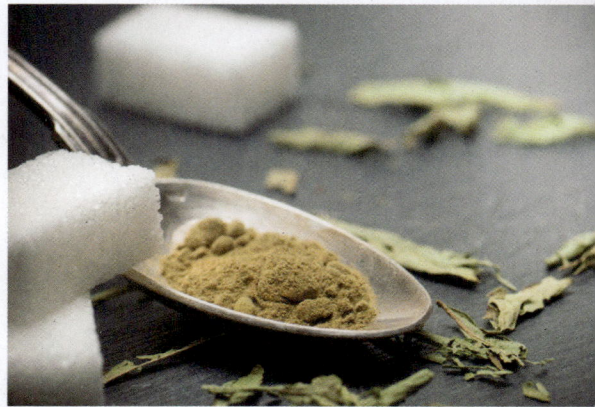

▶ **Wichtig für alle, die abnehmen wollen**

Zucker ist beim Abnehmen kontraproduktiv, weil er Blutzucker- und Insulinspiegel ansteigen lässt. Der Grund: Zucker braucht im Verdauungstrakt kaum „verdaut" zu werden, er „schießt" ins Blut. Ab einem bestimmten Zuckerpegel im Blut schüttet die Bauchspeicheldrüse das Hormon Insulin aus, das dafür sorgt, dass der Zucker aus dem Blut in die Zellen wandert. Überschüssiger Zucker, der in den Zellen nicht direkt verbraucht wird (z.B. durch Muskelarbeit), wird letztendlich in Fette umgewandelt. Dies wird durch einen hohen Insulinspiegel gefördert. So beschleunigt häufiges Naschen von Süßigkeiten die Gewichtszunahme und behindert gleichzeitig den Abbau der Fettspeicher.

Check: Überprüfen Sie Ihre Fortschritte

Wie oft essen Sie ...?

Fügen Sie pro verzehrte Portion einen Strich in das jeweilige Kästchen ein!

	EINE PORTION	MONTAG	DIENSTAG	MITTWOCH	DONNERSTAG	FREITAG	SAMSTAG	SONNTAG
Zucker oder Honig	1 Teelöffel							
Marmelade oder Nuss-Nougat-Creme	1 Teelöffel							
Kekse	1 Stück							
Schokolade	1 Riegel							
Süßspeise	100 bis 150 g							
Eiscreme	1 Kugel							
Kuchen	1 kleines Stück							
Süßigkeiten, z. B. Gummibärchen, Bonbons	eine Handvoll							

Auswertung: Ein bis zwei Striche pro Tag entsprechen einer angemessenen Menge. Wenn Sie häufig deutlich darüber liegen, empfehlen wir Ihnen, Ihren Süßigkeitenkonsum zu überdenken und unsere Tipps ab Seite 80 noch einmal zu lesen. Wenn Sie persönliche Fragen zu diesem Thema haben, empfehlen wir Ihnen, vor Ort eine Ernährungsberatungspraxis aufzusuchen. Adressen → Seite 207.

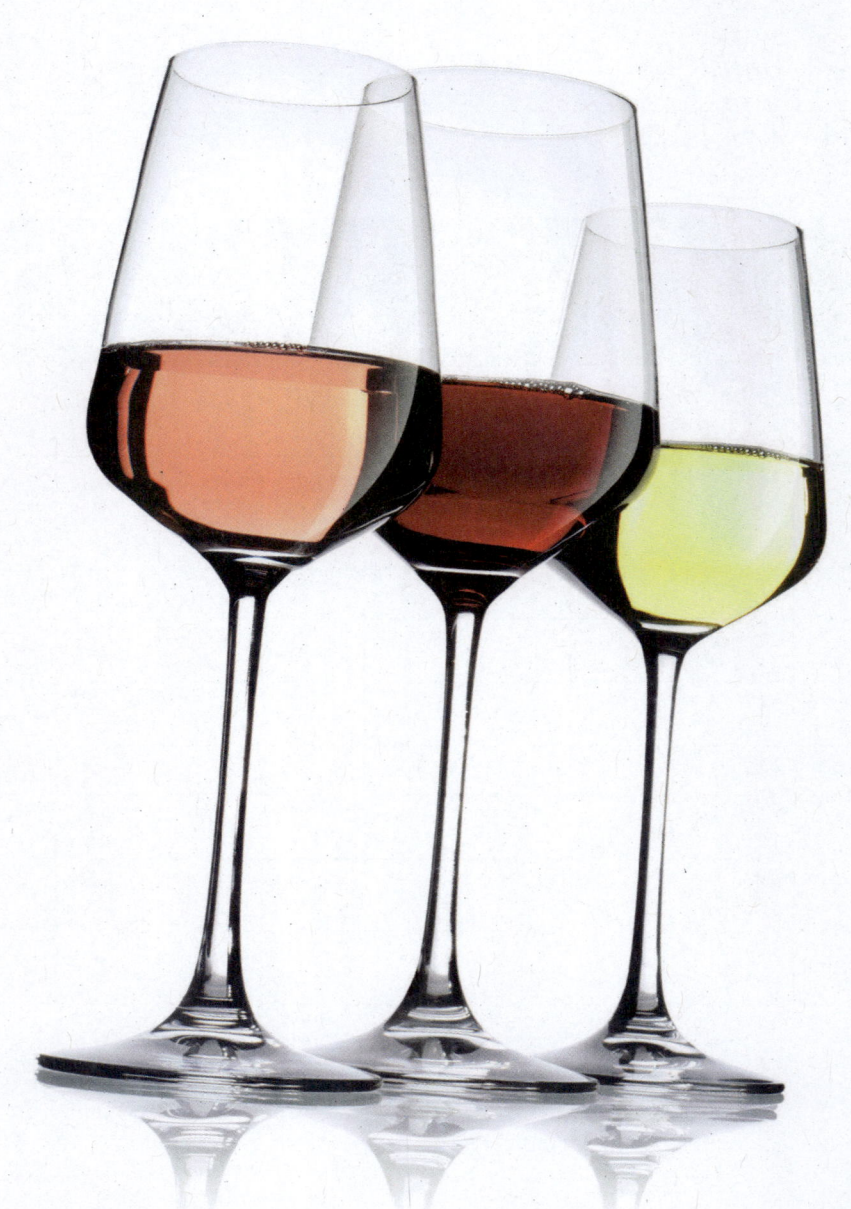

9 Weniger Alkohol

Gegen alkoholische Getränke, in Maßen und in geselliger Runde genossen, ist nicht unbedingt etwas einzuwenden. Wird aus dem Genuss jedoch eine Gewohnheit, ist Vorsicht geboten, denn Alkohol ist Gift für unseren Körper.

Test: Wie viel Alkohol trinken Sie?

WIE OFT TRINKEN SIE ALKOHOLHALTIGE GETRÄNKE?		
(fast) täglich, höchstens 1 Glas ☐ **1**	täglich, mehr als 1 Glas ☐ **0**	2- bis 4-mal pro Woche ein Glas oder weniger ☐ **2**

ICH TRINKE ALKOHOL, …		
um zu entspannen oder meine Laune zu verbessern. ☐ **0**	nebenher (am PC oder vor dem Fernseher). ☐ **0**	zu besonderen Anlässen, z.B. zu einem guten Essen. ☐ **2**

WIE OFT HABEN SIE IM VERGANGENEN MONAT VIER ODER MEHR ALKOHOLISCHE GETRÄNKE BEI EINER GELEGENHEIT GETRUNKEN?		
gar nicht ☐ **2**	1- bis 2-mal ☐ **1**	mehr als 3-mal ☐ **0**

6 Punkte: Prima, Sie trinken sehr selten und in Maßen Alkohol. Vielleicht finden Sie im folgenden Kapitel trotzdem noch nützliche Informationen.

3–5 Punkte: Sie trinken Alkohol in Maßen, aus gesundheitlicher Sicht ist eine weitere Einschränkung vermutlich sinnvoll. Das folgende Kapitel gibt dafür Tipps.

0–2 Punkte: Sie trinken offenbar oft Alkohol. Es scheint sinnvoll, den Alkoholkonsum zu überdenken. Im folgenden Kapitel finden Sie Informationen zum richtigen Maß.

→ **WIR EMPFEHLEN**
Trinken Sie möglichst wenig Alkohol und wenn, dann zu ganz besonderen Anlässen.

Weniger ist hier mehr

Ein Gläschen Sekt in netter Runde, ein Schoppen Wein zu einem besonderen Essen – das hebt die Stimmung und tut gut. Doch die Grenze zu Einbußen des Wohlbefindens und gar der Gesundheit ist schnell überschritten. Was wir oft vergessen: Alkohol ist Gift für unsere Körperzellen. Vermutlich kennt jede/-r die Auswirkungen, wenn es mal zu viel war: Kopfschmerzen, Übelkeit, Unwohlsein. Doch das geht vorbei. Wer allerdings regelmäßig und dauerhaft sein Limit überschreitet, riskiert gesundheitliche Schäden. Zuerst nimmt die Leber Schaden, da sie als zentrales Stoffwechselorgan den Alkohol entgiftet. Das hinterlässt in der Leber Spuren, die irgendwann nicht mehr reversibel sind. Weitere Folgen eines regelmäßig erhöhten Alkoholkonsums: Schädigungen an den Nerven und im Gehirn sowie Anstieg des Krebsrisikos.

Es gibt offizielle Empfehlungen für einen sogenannten **risikoarmen Konsum**. Für Frauen liegt der Grenzwert bei 12 Gramm reinen Alkohols täglich, so viel steckt in einem kleinen Glas Bier (250 Milliliter) oder Wein (100 Milliliter). Männer können 24 Gramm zu sich nehmen, das ist ein halber Liter Bier oder zwei kleine Gläser Wein. Als Faustregel gilt: Ein Standardglas für Frauen und zwei Standardgläser für Männer am Tag. Ein Standardglas enthält ungefähr **10 Gramm reinen Alkohols** und entspricht z.B. 0,25 Liter Bier, 0,1 Liter Wein oder Sekt oder 4 Zentiliter Schnaps. Zudem sollten mindestens zwei Tage in der Woche alkoholfrei bleiben.

10 Gramm reiner Alkohol findet sich in ...

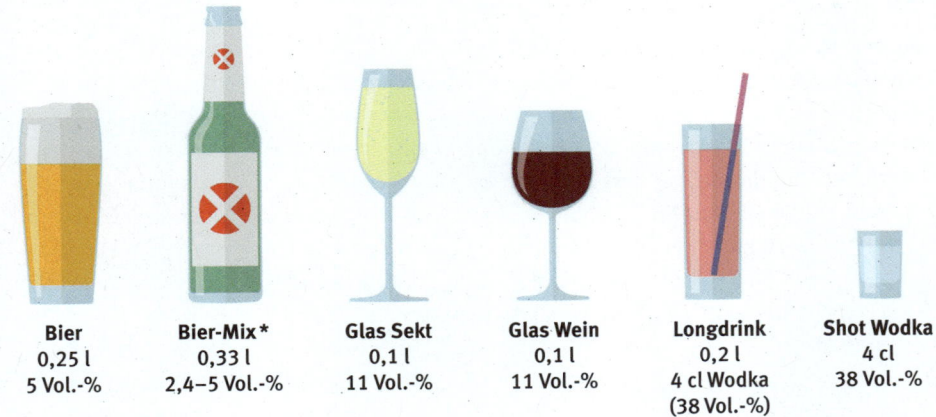

Bier	Bier-Mix *	Glas Sekt	Glas Wein	Longdrink	Shot Wodka
0,25 l	0,33 l	0,1 l	0,1 l	0,2 l	4 cl
5 Vol.-%	2,4–5 Vol.-%	11 Vol.-%	11 Vol.-%	4 cl Wodka	38 Vol.-%
				(38 Vol.-%)	

* Bei Biermixgetränken ist der Alkoholgehalt nicht immer gleich. Einige Sorten haben 2,4 Vol.-%-Alkohol, während andere zum Teil doppelt so viel Alkohol enthalten. Unser Tipp: Immer auf das Etikett schauen und im Zweifel Nachrechnen.

Quelle: BZgA

Tipps zum Umgang mit Alkohol

→ Trinken Sie Alkohol nicht als Durstlöscher. Nehmen Sie zum Durstlöschen alkoholfreie Getränke, am besten Wasser.
→ Trinken Sie alkoholische Getränke langsam und bewusst. Trinken Sie zwischendurch immer wieder Wasser. Das senkt den Alkoholkonsum.
→ Probieren Sie alkoholfreie Getränke. Es gibt sehr schmackhafte alkoholfreie Biere und Cocktails.
→ Trinken Sie nicht aus Frust, Traurigkeit oder Langeweile. Versuchen Sie andere Umgangsformen mit unangenehmen Gefühlen zu finden. Suchen Sie sich ggf. Unterstützung.

▶ Wichtig für alle, die abnehmen wollen

Wer abnehmen möchte, sollte Alkohol meiden. Zum einen regt Alkohol den Appetit an, zum anderen hemmt Alkohol den erwünschten Abbau von Fett. Dieser Effekt dauert auch nach moderatem Alkoholkonsum noch einige Stunden an. Zudem liefert Alkohol pro Gramm 7 Kalorien.

HÄTTEN SIE'S GEWUSST?

Deutschland ist ein **Hochkonsumland für Alkohol.** 2015 waren es pro Kopf der Bevölkerung 9,6 Liter reinen Alkohols. Der weltweite Durchschnitt liegt bei 6,2 Litern. Allein beim Bier sind es 106 Liter pro Jahr, also mehr als 320 Flaschen à 0,33 Liter. Dazu kommen 20,5 Liter Wein, also 30 Flaschen à 0,7 Liter. Das zeigt: Eine Flasche Bier oder ein Glas Wein ist für viele Alltag.

So können Sie alkoholische Kalorien einsparen

→ Probieren Sie „Alkoholfasten". Verzichten Sie für einen bestimmten Zeitraum – z.B. zwei bis vier Wochen – auf Alkohol. Sie werden vermutlich überrascht sein, wie gut es Ihnen tut.

→ Kaufen Sie möglichst keine alkoholischen Getränke auf Vorrat. Je größer die Vorräte, desto größer die Versuchung.

→ Setzen Sie sich konkrete Grenzen. Trinken Sie Alkohol nur an ein oder zwei Tagen in der Woche. Verwenden Sie möglichst kleine Gläser.

→ Bestellen Sie in Restaurants und Gaststätten die kleinste Einheit eines alkoholischen Getränks.

 RECHENBEISPIEL

Ein „Gläschen" Wein oder Bier am Abend enthält rund 130 Kilokalorien. Pro Woche summiert sich das „tägliche Gläschen" auf knapp 1000 Kilokalorien. In einem Monat sind es 4000 Kilokalorien und im Jahr fast 50 000 Kilokalorien. Daraus bildet unser Körper umgerechnet etwa 7 Kilogramm Fett, das sich bevorzugt am Bauch ablagert.

Wer wissen will, wie viele Kalorien z.B. die alkoholischen Getränke vom Vorabend enthielten: Dieser Online-Kalorienzähler nimmt Ihnen die Arbeit ab!
www.kenn-dein-limit.info/
kalorienzaehler.html

Check: Überprüfen Sie Ihre Fortschritte

Wie oft trinken Sie Alkohol?

Fügen Sie pro Glas einen Strich in das jeweilige Kästchen ein!

EIN GLAS	MONTAG	DIENSTAG	MITTWOCH	DONNERSTAG	FREITAG	SAMSTAG	SONNTAG
Bier, Wein, Sekt o.ä.							
Hoch-prozentiges							
alkoholfreier Tag							

Auswertung: Je mehr Striche Sie in der untersten Zeile gemacht haben, desto besser. Drei Tage ohne Alkohol sollten es mindestens sein! In den beiden oberen Zeilen sind maximal vier Striche pro Woche ok.

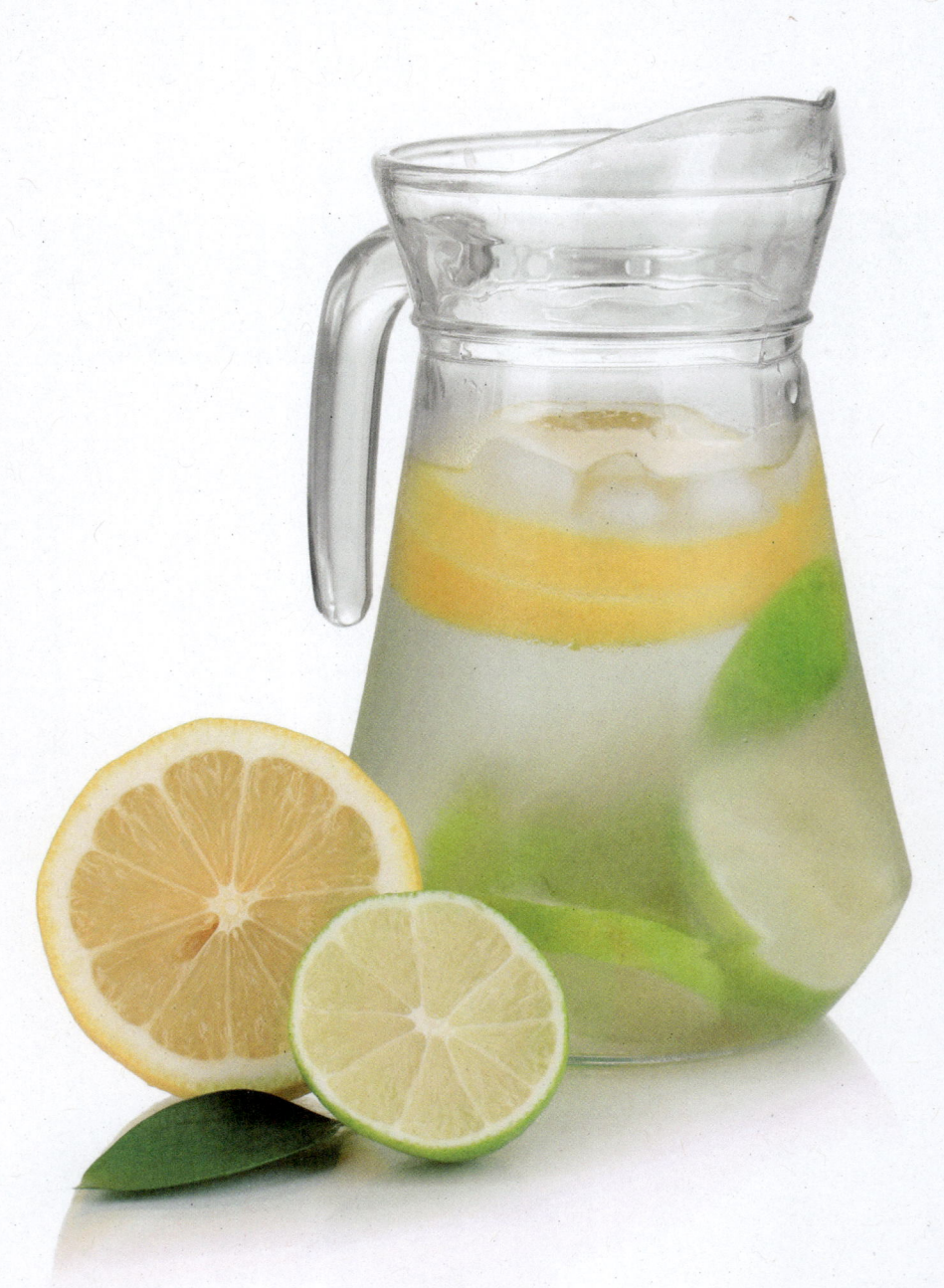

10 Mehr
Achtsamkeit

Achtsamer zu essen bedeutet, dass Sie Ihre Mahlzeiten nutzen, um Ihren hektischen Alltag bewusst zu unterbrechen und ganz in der Gegenwart anzukommen. Halten Sie einen Moment inne und widmen Sie Ihrem Essen die volle Aufmerksamkeit. Die erlebte Entspannung und Erfrischung wirkt sich direkt positiv auf Ihre Gesundheit und Ihr Wohlbefinden aus.

Test: Wie viel Aufmerksamkeit schenken Sie Ihrem Essen?

ICH NEHME MIR GENÜGEND ZEIT ZUM ESSEN.		
(fast) bei jeder Mahlzeit ☐ ❷	nur abends und am Wochenende ☐ ❶	sehr selten ☐ ⓪
ICH SETZE MICH ZUM ESSEN AN EINEN SCHÖN GEDECKTEN TISCH.		
oft ☐ ❷	gelegentlich ☐ ❶	(fast) nie ☐ ⓪
ICH ESSE NEBENHER, Z. B. VOR DEM PC ODER FERNSEHER ODER UNTERWEGS.		
oft ☐ ⓪	gelegentlich ☐ ❶	nie ☐ ❷

→ **WIR EMPFEHLEN**
Gestalten Sie Ihre Mahlzeiten bewusst und nehmen Sie sich Zeit dafür.

Achtsam essen lernen

Achtsamkeit ist ein Begriff, der heute für vieles Verwendung findet. Die Idee stammt aus dem Buddhismus und beschreibt im ursprünglichen Sinn die geistige Fähigkeit eines Menschen, sich zu sammeln und sich auf seine persönlichen Werte und seine innere Motivation zu besinnen.

Achtsam zu essen ist eine einfache Möglichkeit, den hektischen Alltag zu unterbrechen und zu entschleunigen. Sie begeben sich bewusst aus dem Hamsterrad-Modus heraus und versuchen, ganz in der Gegenwart zu sein. Alle anderen Gedanken sind für diesen Moment nicht wichtig. Der Kopf wird klarer, der Geist beruhigt sich. Wir erleben auf diese Weise kleine Entspannungspausen, die sich positiv auf unser Wohlbefinden und unsere Work-Life-Balance auswirken. Außerdem gewinnen wir mehr Lebensqualität durch intensive Genussmomente.

Achtsamkeitsübung

→ **Richten Sie Ihre Aufmerksamkeit nach innen.** Setzen Sie sich an den gedeckten Essplatz und atmen Sie einige Male tief durch. Konzentrieren Sie sich für ca. eine Minute auf sich selbst. In welcher Stimmung befinden Sie sich? Dankbarkeit, Vorfreude? Welche Gefühle nehmen Sie wahr? Was spüren Sie in Ihrer Magengegend und in Ihrem Bauch? Haben Sie Hunger? Auf was haben Sie Appetit?

→ **Betrachten Sie Ihr Essen, das vor Ihnen steht.** Schauen Sie mit dem Blick eines Malers. Registrieren Sie die Farben und Formen der Speisen. Stellen Sie sich vor, Sie wollen Ihr Essen malen.

→ **Wecken Sie Ihre Sinne.** Nehmen Sie bewusst den Duft des Essens wahr. Riecht es würzig, fruchtig oder herb? Erkennen Sie das Aroma bestimmter Gewürze oder Kräuter?

→ **Genießen Sie den ersten Bissen ganz bewusst, denn er schmeckt am intensivsten.** Wie fühlt sich die Speise im Mund an? Wie ist die Konsistenz? Wie schmeckt das Essen? Beschreiben Sie in Gedanken den Geschmack, z.B. schmeckt nach ..., schmeckt wie ...

Wie ist der Geschmack auf der Zunge, am Gaumen? Wie verändert sich der Geschmack beim Kauen? Wie fühlt sich die Speise im Mund an? Wie ist die Konsistenz? Was spüren Sie an den Zähnen, am Gaumen, auf der Zunge?

→ **Gönnen Sie sich nach einigen Bissen eine kleine Esspause.** Legen Sie das Besteck ab. Spüren Sie in sich hinein: Was spüren Sie jetzt in Ihrem Bauch? Wie viel Hunger haben Sie noch? Wie viel möchten Sie noch essen?

Quelle: Schweppe, R: Schlank durch Achtsamkeit – Durch inneres Gleichgewicht zum Idealgewicht, Systemed Verlag, 2014

Genussvoll essen im Alltag

Genießen zu können ist immer auch eine Frage der Wertschätzung der eigenen Person.

Was sind Sie sich wert? Viele Menschen kaufen sich teure Küchen- oder Elektrogeräte und sparen ausgerechnet beim Essen, indem sie die billigsten Lebensmittel kaufen. Doch Lebensmittel sind viel mehr als einfach nur Mittel zum Sattwerden: Sie liefern Bausteine für den Körper, geben dem Körper Kraft und Energie, sind eine Freude für die Sinne und schmeicheln der Seele. Die Auswahl der Lebensmittel ist somit auch ein Ausdruck der Persönlichkeit: Wer sich selbst wertschätzt, wählt qualitativ hochwertige Lebensmittel und isst diese bewusst.

Deshalb: Gönnen Sie sich öfter mal ein genussvolles Essen!

Genussregeln

1. Genuss braucht Zeit! Genießen geht nicht auf die Schnelle. Gönnen Sie sich ganz bewusst die Zeit zum Genießen, und zwar jeden Tag.
2. Genuss ist erlaubt! Essen Sie nichts mit schlechtem Gewissen.
3. Genuss geht nicht nebenbei! Konzentrieren Sie sich auf das Essen. Sorgen Sie für eine ruhige Atmosphäre.
4. Weniger ist mehr! Nehmen Sie sich kleine Portionen. Essen Sie langsam und schmecken Sie bewusst.
5. Genuss heißt, auswählen, was guttut! Lernen Sie genießen, indem Sie nach jedem Essen in sich hineinspüren und entscheiden, ob es Ihnen gutgetan hat.

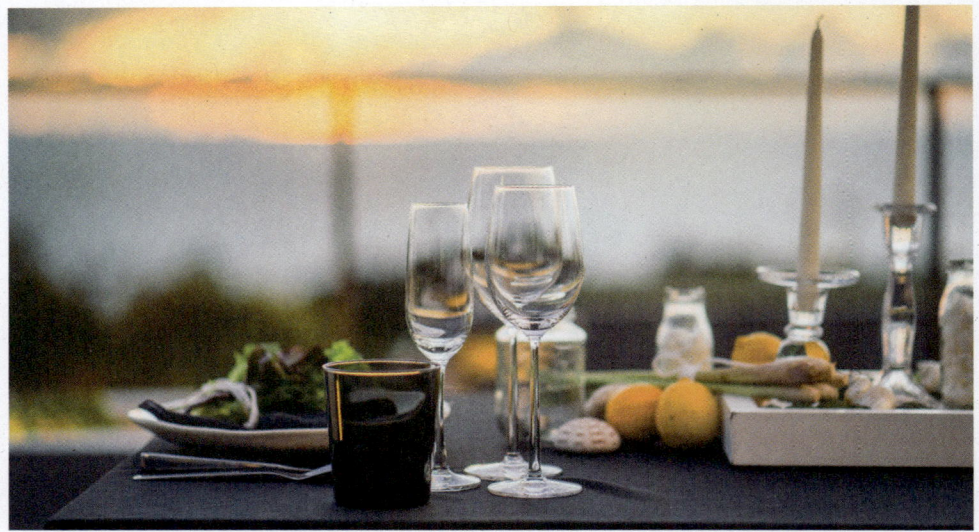

6. Ohne Erfahrung kein Genuss! Übung macht den Meister. Werden Sie jeden Tag ein bisschen besser im Genießen.

Lutz, Sundheim: Das Euthyme Konzept in IAKE. Mitteilungen, Heft 9/2002.

▶ Wichtig für alle, die abnehmen wollen

Menschen, die mit ihrem Gewicht hadern, können ihr Essen oft nicht genießen. Sie essen häufig mit schlechtem Gewissen. Deshalb ist es eine wichtige Voraussetzung, sich den Genuss überhaupt zu erlauben. Das ist kein Widerspruch zum Wunsch, abzunehmen. Wenn Sie eine Mahlzeit intensiv mit allen Sinnen genießen, essen Sie mengenmäßig vielleicht sogar weniger. Wenn Sie langsam essen und jeden Bissen bewusst kauen und schmecken, entscheidet weniger die Größe der Portion, sondern die Summe der Sinneserlebnisse, ob Sie hinterher satt und zufrieden sind. Weniger kann dann durchaus als mehr empfunden werden.

Auch die Zusammensetzung der einzelnen Mahlzeit spielt eine Rolle. Ein Essen, bei dem verschiedene Genusserlebnisse kombiniert werden, macht oft zufriedener als ein Einzelgericht. Nicht umsonst werden in (Gourmet-)Restaurants verschiedene kleine Gerichte zu einem Menü kombiniert, denn nicht die Menge ist entscheidend, sondern die harmonische Verbindung verschiedener Sinneserlebnisse: Der erfreuliche Anblick eines schön gedeckten Tisches, der anregende Geruch von frisch zubereitetem Essen, eine ansprechende Präsentation auf dem Teller und der ausgewogene Geschmack gut gewürzter Speisen – das alles verschmilzt zu einem einzigartigen Genuss.

Es ist klar, dass man nicht jeden Tag ein Gourmetessen zu sich nehmen kann. Aber: Jede Mahlzeit lässt sich verschönern. Schaffen Sie sich Gelegenheiten, um das Essen tagtäglich zu genießen. Kultivieren Sie dies am Wochenende im Familienkreis oder mit Freunden.

Check: Überprüfen Sie Ihre Fortschritte

Was macht Essen für Sie zu einem Genuss?

In den freigelassenen Zeilen können Sie eigene Ideen ergänzen.

GENIESSEN BEDEUTET FÜR MICH, …	WICHTIG	WENIGER WICHTIG
viel Zeit zu haben.		
nicht gestört oder abgelenkt zu werden.		
eine romantische Atmosphäre zu erleben.		
bekocht zu werden.		
selbst in Ruhe für andere zu kochen.		
mit anderen gemeinsam zu genießen.		
gute Gespräche zu führen.		
angenehm satt zu sein, ohne Völlegefühl.		
etwas ganz Besonderes, Seltenes, Einmaliges zu erleben.		
etwas Geschmackvolles zu erleben, das mir den Tag verschönern kann.		
einen bekannten Genuss zu wiederholen.		
ein Gefühl des Einklangs mit mir und der Welt zu erleben.		
eine Situation lustvoll und mit allen Sinnen zu erleben.		
liebevoll mit Menschen und Lebensmitteln umzugehen.		

Auswertung: Wie oft haben Sie „Wichtig" angekreuzt? Und wie oft erleben Sie das auch konkret? Was ist Ihnen besonders wichtig, welchen Facetten zur Steigerung Ihres persönlichen Genusserlebens möchten Sie sich in Zukunft häufiger und ausgiebiger widmen?

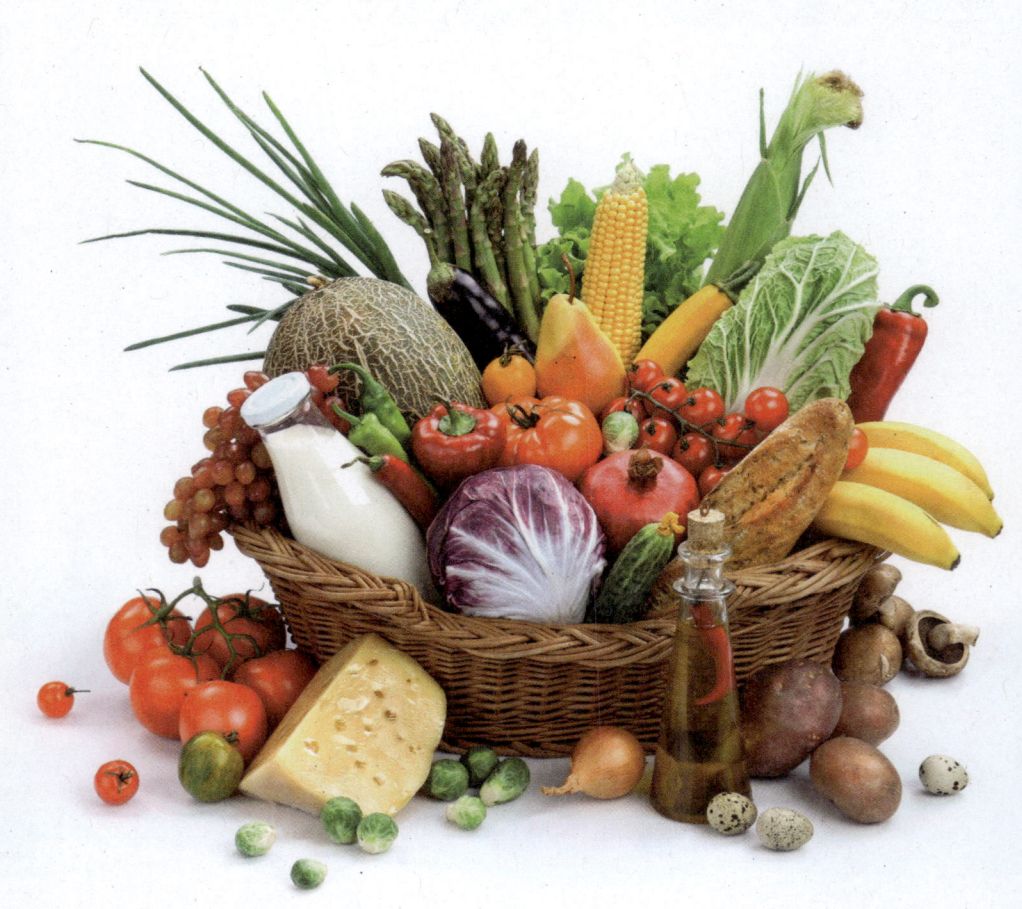

Vielfältig essen

Ein abwechslungsreicher Speiseplan und regelmäßige, ausgewogene Mahlzeiten sind wichtige Voraussetzungen für eine optimale Leistungsfähigkeit und bestmögliches Wohlbefinden.

Die Ernährungspyramide

Achten Sie darauf, möglichst ausgewogen und abwechslungsreich zu essen? Sorgen Sie für Vielfalt bei der Auswahl der Lebensmittel? Nur wenn unser Körper alle Nährstoffe in ausreichender Menge und im richtigen Verhältnis erhält, kann er alle Funktionen optimal ausüben und wir fühlen uns nach der Mahlzeit satt und zufrieden. Jede einseitige Lebensmittelauswahl birgt die Gefahr, dass bestimmte Nährstoffe im Übermaß zugeführt werden, während es an anderen mangelt.

Wir leben heute im Überfluss. Überall wird Essen angeboten, im Supermarkt stehen wir vor endlosen Regalen mit Tausenden von Lebensmitteln. Da ist es gut, wenn wir eine Orientierung haben. Die Ernährungspyramide ist ein anschauliches Modell für eine abwechslungsreiche und ausgewogene Ernährung. Sie zeigt alle nötigen Lebensmittelgruppen in den angemessenen Mengenverhältnissen und kann uns durch den Ernährungsdschungel navigieren. Jedes Kästchen steht für eine Portion → Seite 98.

Die Basis der Pyramide bilden die **Getränke**. Mindestens sechs Gläser á 250 Milliliter sollten es sein. Eine ausreichende Flüssigkeitszufuhr ist sogar mit 0 Kalorien möglich, wenn Trink- und Mineralwässer und ungesüßte Kräuter- und Früchtetees die einzigen Durstlöscher sind.

Fünf Portionen Gemüse und Obst stehen in der zweiten Ebene. Eine Portion **Gemüse** entspricht rund 150 Gramm, also z.B. einer Möhre oder zwei mittleren Tomaten. Bei zerkleinertem Gemüse, wie Brokkoli, entsprechen beide Hände, zu einer Schale geformt, einer Portion. Gemüsefans dürfen die „Dosis" ruhig erhöhen.

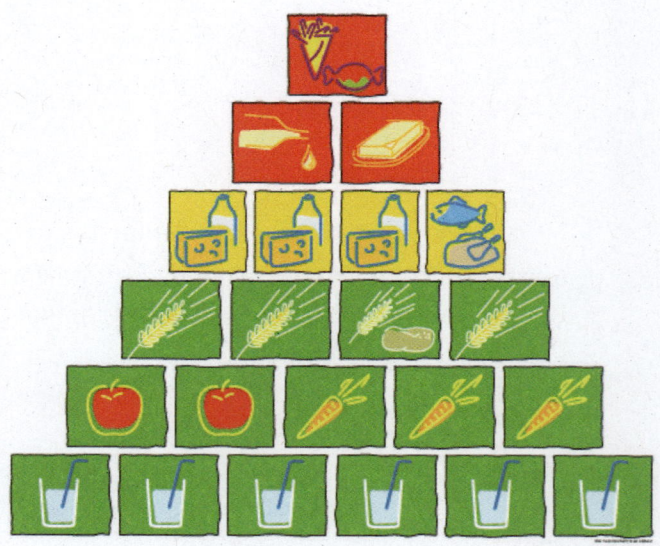

Quelle: © Bundesanstalt für Landwirtschaft und Ernährung (BLE)

Beim **Obst** sind ca. 125 Gramm eine Portion. Dies ist z. B. ein Apfel oder eine Banane. Bei kleinen Früchten, z. B. Beeren oder Trauben, entsprechen zwei Hände, zu einer Schale geformt, einer Portion.

Die Kohlenhydratlieferanten, also **Getreideprodukte und Kartoffeln**, bilden die nächste Ebene. Bis zu vier Portionen können täglich auf dem Speiseplan stehen. Die Größe der Portion richtet sich nach dem individuellen Energiebedarf. Wer sich viel bewegt, kann mehr davon essen. Wer sich wenig bewegt oder abnehmen möchte, verkleinert seine Portionen. Eine Portion Brot entspricht etwa einer Scheibe mit ca. 40 bis 50 Gramm.

Eine Portion Müsli sind 3 bis 6 Esslöffel. Bei Kartoffeln sind 150 bis 250 Gramm eine angemessene Portion, das sind 2 bis 6 kleine bis mittelgroße Kartoffeln. Reis und Nudeln sollten am besten vor dem Kochen gewogen werden. Je nach Energiebedarf sind 50 bis 90 Gramm der ungekochten Ware eine Portion.

Die **Eiweißquellen** stehen auf der vierten Ebene. Eine Milchflasche und eine Käseecke symbolisieren die Milchprodukte. Ein Huhn und ein Fisch stehen für Fleisch, Fisch und Eier und auch für pflanzliche Alternativen zu Fleisch.

Pro Tag sollten etwa drei Portionen **Milchprodukte** auf dem Speiseplan stehen,

INFO

Fleischesser essen pro Woche idealerweise nicht mehr als 2 bis 3 Portionen (je ca. 100 bis 150 Gramm) Fleisch und 1- bis 2-mal Fisch. Optimal ist es, wenn mindestens zwei Tage in der Woche fleischfrei bleiben. Dann kann das benötigte Eiweiß aus 1 bis 2 Eiern (z. B. Rührei) oder aus pflanzlichen Alternativen wie z. B. Hülsenfrüchten oder Tofu stammen. **Vegetarier** ersetzen die Fleischoder Fischportion durch pflanzliche Eiweißträger aus Hülsenfrüchten wie Soja, Lupine, Linsen, Bohnen und Erbsen oder Tofu. **Veganer** wählen statt Milchprodukten pflanzliche Drinks, Sojaoder Lupinenjoghurt und statt Käse pflanzliche Brotaufstriche auf der Basis von Nüssen oder Hülsenfrüchten.

wobei eine Portion z. B. einem Becher Joghurt (etwa 150 bis 200 Gramm), einem Glas Milch (ca. 150 bis 200 Milliliter) oder einer Scheibe Käse von ca. 30 Gramm entspricht.

Eine Ölflasche und eine Butterdose stehen als Symbole für **Fette und Öle** in der fünften Ebene. Je nach Energiebedarf sind 2 bis 3 Esslöffel Pflanzenöl und 1 bis 2 Teelöffel Streichfett das richtige Maß.

In der Spitze stehen **Süßigkeiten, Snacks und Alkohol**. Im Rahmen einer vollwertigen Ernährung sollten höchstens 200 Kilokalorien aus diesen Quellen stammen. Das entspricht z. B. zwei Riegeln Schokolade á 10 Gramm oder zwei Schokokeksen, einer kleinen Schale Kartoffelchips (30 Gramm) oder ca. 30 Salzstangen oder einem Glas Wein oder Bier.

Tipps für Ihre Mahlzeitenplanung

→ Richten Sie Ihre Mahlzeiten im Laufe des Tages ganz bewusst nach der Ernährungspyramide aus. Achten Sie darauf, dass möglichst alle Lebensmittelgruppen adäquat vertreten sind. Eine Hauptmahlzeit sollte aus mindestens drei verschiedenen Lebensmittelgruppen bestehen. Ideal ist eine Kombination aus zwei grünen Ebenen der Ernährungspyramide, also Gemüse und Getreide, und der gelben Ebene, das heißt einer Eiweißquelle. Bei einer (warmen) Hauptmahlzeit wird der Teller zur Hälfte mit Gemüse gefüllt, die andere Hälfte teilen sich die Kohlenhydratbeilage (also Kartoffeln, Reis, Nudeln) und die Eiweißquelle (Fisch, Geflügel, mageres Fleisch, Hülsenfrüchte, Quark, Ei). Außerdem kommt noch eine halbe bis eine Portion Fett bzw. Öl dazu.

→ Sind die Hauptmahlzeiten ausgewogen zusammengesetzt, ist am besten gewährleistet, dass Sie sich nach dem Essen

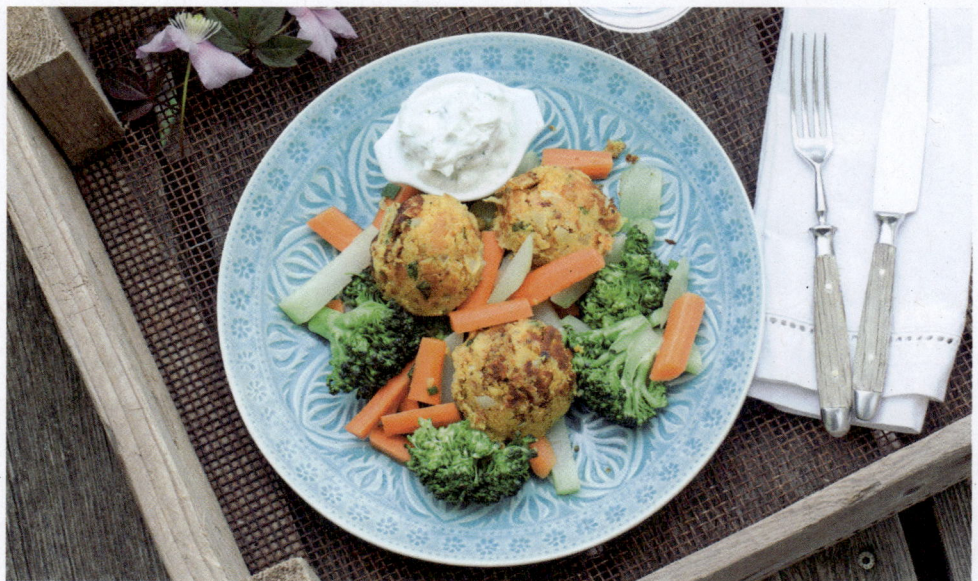

lange satt und zufrieden fühlen. Gibt es bei einer Hauptmahlzeit Fisch oder Fleisch, dann kann der Nachtisch aus Obst bestehen. Ist die Hauptmahlzeit vegetarisch ausgerichtet – z.B. Nudeln mit Gemüse – ist eine eiweißreiche Quarkspeise als Dessert ideal.

→ Zählen Sie vor der Abendmahlzeit in Gedanken durch, wie viele Gemüseportionen Sie tagsüber gegessen haben. Kommen Sie auf die empfohlenen drei Portionen? Fehlt noch eine, dann ergänzen Sie das Abendbrot z.B. mit einem kleinen Salat, einer Handvoll Radieschen oder einem Glas Gemüsesaft. Fehlen noch zwei Portionen Gemüse, dann wären eine Gemüsesuppe oder ein großer Salatteller optimal. Sind alle fünf Gemüse- und Obstportionen bereits abgedeckt, dann darf es abends auch mal Pfannkuchen oder eine kleine Pizza sein.

Der Pyramiden-Check

Schreiben Sie an einigen Tagen auf, was Sie gegessen und getrunken haben und machen Sie jeweils abends den Pyramiden-Check: Wenn Sie einen Portionsbaustein gegessen haben (z.B. eine Portion Gemüse, eine Scheibe Brot), kreuzen Sie den Baustein durch. Wenn Sie die Portion nur halb verbraucht haben, machen Sie nur einen diagonalen Strich. Essen Sie aus einer Lebensmittelgruppe mehr Portionen als Kästchen vorgegeben sind, machen Sie neben der jeweiligen Gruppe noch ein weiteres Kreuz.

→ **TIPP**
Ein „Pyramidentagebuch" für eine Woche können Sie als PDF oder App beim Bundeszentrum für Ernährung herunterladen: **www.bzfe.de/ernaehrungstagbuch-1625**

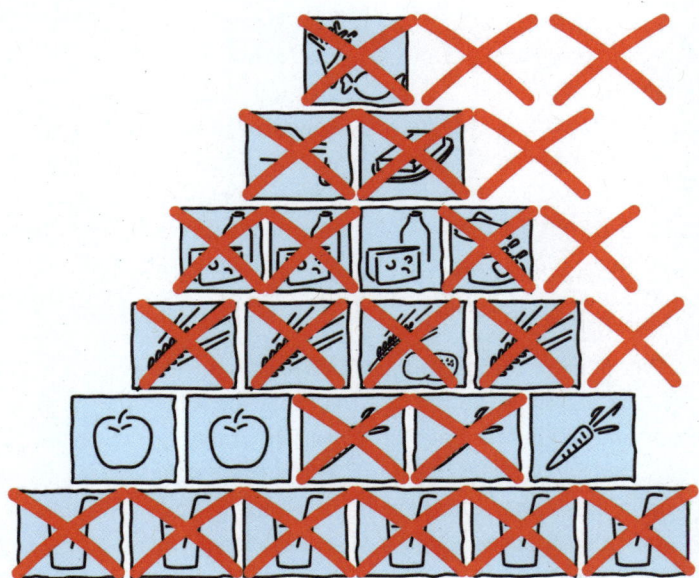

Quelle: Pyramidenprotokoll – Beispiel © BLE

Warum regelmäßige Mahlzeiten wichtig sind

Unser Körper ist auf Rhythmen ausgerichtet. Im Gehirn sitzt unsere innere Uhr: Der Hypothalamus steuert unseren Wach-Schlaf-Rhythmus und die Aktivität unserer Organe. Forscher haben herausgefunden, dass unser Stoffwechsel vormittags am leistungsfähigsten ist, sodass wir am meisten Energie verbrennen. Zum Abend hin sinkt die Aktivität der Organe. Unsere Essgewohnheiten sind häufig genau entgegengesetzt. Studien an Labortieren haben aber gezeigt, dass sie seltener übergewichtig werden, wenn sie so gefüttert werden, wie es ihrem natürlichen Lebensrhythmus entspricht.

Geben Sie Ihrem Tag deshalb eine Struktur durch regelmäßige Mahlzeiten. Diese sind nicht nur für einen optimalen Stoffwechsel wichtig, sondern auch für Ihr Wohlbefinden und eine konstante Leistungsfähigkeit. Am besten sind drei Hauptmahlzeiten und ein bis zwei Zwischenmahlzeiten am Tag. Regelmäßige Mahlzeiten haben viele Vorteile. Sie ...

→ versorgen den Körper kontinuierlich mit Energie

→ vermeiden eine Überlastung des Magen-Darm-Trakts durch zu große Mahlzeiten

→ vermeiden Blutzuckerschwankungen und Heißhungeranfälle.

→ strukturieren den Tag und sorgen für regelmäßige Erholungspausen.

Morgens

Beginnen Sie den Tag zu Hause mit einem leichten Frühstück. Das ist wichtig, weil die schnell verfügbaren Energiereserven des Körpers in der Nacht verbraucht wurden. Außerdem ist die Stoffwechselaktivität vormittags am höchsten. Optimal ist ein Müsli aus Getreideflocken, Obst und Joghurt oder ein Vollkornbrot mit Käse oder Quark und dazu ein paar Tomaten oder Gurken. Wenn Sie morgens noch keinen Hunger haben, ist ein Getränk mit Milch, z.B. ein Milchshake mit Haferflocken und Obst oder ein Milchkaffee ideal. Wer nur Obst frühstückt, sollte es mit einigen Löffeln Quark oder Joghurt ergänzen. Durch das Eiweiß im Quark wird ein zu starker Anstieg des Blutzuckerspiegels vermieden und man fühlt sich danach länger satt.

→ **TIPP**

Rezeptanregungen finden Sie hier:
Erfrischender Milch-Obst-Shake
→ Seite 121
Sonntagmorgen-Haferbrötchen
→ Seite 126,
Apfel-Curry-Frischkäse
→ Seite 130

Essen Sie zwei bis drei Stunden später – wenn sich der Hunger meldet – eine kleine **Zwischenmahlzeit**. Das kann für Kaffeetrinker ein Latte macchiato sein oder ein belegtes Brot mit Knabbergemüse, z.B. ein paar Möhren- oder Paprikastreifen. Auch ein Glas Buttermilch oder Kefir kann die Lebensgeister erfrischen.

Mittags

Gönnen Sie sich zur Mittagszeit eine kleine Auszeit von der Arbeit oder nutzen Sie das Mittagessen zum Netzwerken mit Kolleginnen oder Freunden. Wählen Sie in der Kantine ein Menü mit einer großen Gemüseportion und einer kleinen Beilage. Zwei bis drei kleine Kartoffeln, zwei Esslöffel Reis oder einige Esslöffel Nudeln sind für „Schreibtischarbeiter" genug. Wählen Sie dazu eine Eiweißquelle, z.B. ein kleine Portion Fisch oder Fleisch oder pflanzliches Eiweiß aus Bohnen, Linsen oder Soya. Entfernen Sie bei Paniertem die Panade, zumindest teilweise. Essen Sie dazu einen Salat als Vorspeise und/oder einen Obstsalat als Nachtisch.

● Unterwegs und im Beruf

Wenn Sie keine Gelegenheit für ein ausgiebiges Mittagessen haben oder wenn keine Kantine zur Verfügung steht, ist es sinnvoll, sich Verpflegung von zu Hause mitzubringen. Die einfachste Variante sind belegte Brote. Diese lassen sich mit buntem Knabbergemüse aufpeppen. Bereiten Sie dafür schon zu Hause Paprika- und Möhrenstifte, Kohlrabiwürfel oder Gurkenscheiben vor. Weitere Gerichte für unterwegs oder fürs Büro:

→ Rohkoststreifen mit Kräuterquark zum Dippen

→ Körniger Frischkäse mit gewürfeltem Fenchel oder Avocado

→ Tabouleh oder Salate mit viel frischem Gemüse auf der Basis von Bulgur oder Couscous

→ Salate auf der Basis von Kidneybohnen oder Linsen.

Ein tolles und schnelles Gericht zum Mitnehmen sind Salate im Glas. Auch selbstgemachte Aufstriche zusammen mit Brot oder Brötchen oder als Dip für Rohkost sind praktisch. Bereiten Sie diese Gerichte schon am Vorabend in doppelter Menge zu. Genießen Sie sie als Abendessen und verpacken Sie die andere Hälfte in einer Box für den nächsten Tag. Wer am Arbeitsplatz ein Mikrowellengerät zur Verfügung hat, kann sich am Vorabend Suppen, Eintöpfe oder Gemüsepfannen vorbereiten und diese am Arbeitsplatz aufwärmen.

→ **TIPP**

Gerichte, die sich prima zum Mitnehmen eignen, finden Sie z. B. hier:
Bunter Bohnensalat → Seite 143
Herzhafter Linsensalat → Seite 152

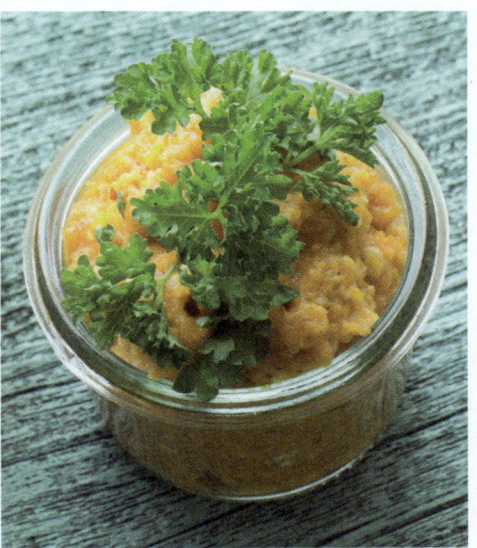

Möhren-Petersilien-Creme → Seite 132
Kichererbsenpaste „Tausendundeine Nacht" → Seite 135

Abends

Ideale Abendmahlzeiten sind Gemüsesuppen, Antipasti (z. B. gebratene Zucchinischeiben) oder ein bunter Salatteller. Falls Sie mittags noch kein eiweißreiches Lebensmittel hatten, ergänzen Sie die Gemüsegerichte durch eine kleine Portion Fisch, Geflügel, Fleisch oder einer vegetarischen Eiweißquelle. Die Kohlenhydratbeilage (z. B. Brot, Nudeln, Kartoffeln, Reis) sollte abends eher klein ausfallen.

→ **TIPP**

Rezeptanregungen finden Sie hier:
Gemüsesuppe für jeden Tag
→ Seite 155
Safran-Fischsuppe mit Gemüse
→ Seite 156
Italienische Minestrone mit weißen
Bohnen→ Seite 160
Frühlingsgemüse mit Kichererbsen-
bällchen und Kräutercreme
→ Seite 170
Wok-Gemüse mit Filetstreifen
→ Seite 191
Mariniertes Gemüse → Seite 174
Jahreszeitensalate → ab Seite 137
Friséesalat mit Lachs → Seite 148
Rote-Bete-Carpaccio mit Schafskäse
→ Seite 144.

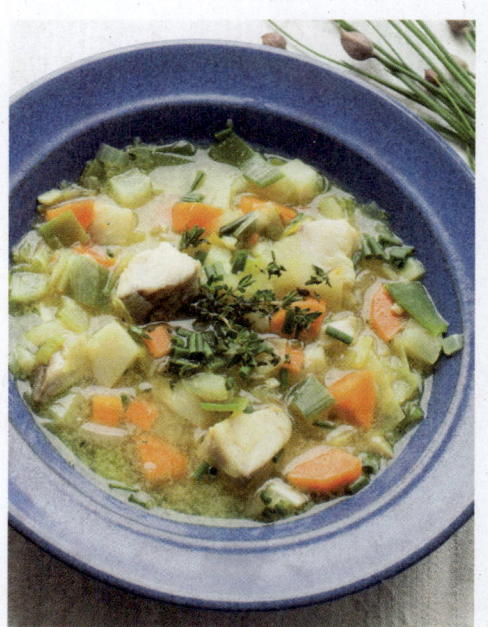

Beispielhafter Tagesspeiseplan mit 2000 kcal *

FRÜHSTÜCK	2 **Würzige Vollkornbrötchen** mit Butter und 1 Scheibe Käse (ca. 30 g), 1 Scheibe Kochschinken (30 g) und Marmelade (ca. 1 EL)
MITTAGESSEN	**Herzhafte Pfannkuchen mit Spinatfüllung**, Joghurt mit Obst
ABENDESSEN	**Schnelle Erbsensuppe**
ZWISCHENMAHLZEIT/ SNACKS	• **Erfrischender Milch-Obst-Shake** • Schokolade (1 Riegel) • 25 g Nüsse

* Die fettgedruckten Rezeptvorschläge finden Sie in unserem Rezeptteil → ab Seite 118.

Wochenspeiseplan mit 2000 kcal

	PORTIONEN PRO TAG/WOCHE	MENGE PRO PORTION
Getränke, z. B. Wasser, ungesüßte Tees	8–10 × täglich	200 ml
Gemüse	3 × täglich	mind. 150 g
Hülsenfrüchte, gegart	2 × pro Woche	150 g
Obst	2 × täglich	125 g
Brot, möglichst Vollkornbrot	2 Scheiben täglich	50 g
Getreide, z. B. Hafer-/Hirseflocken oder Hirse, fein geschrotet	1 × täglich	30–50 g
Beilagen, z. B. Kartoffeln, Reis, Nudeln, Zartweizen, gegart	1 × täglich	180–200 g
Milch	1 × täglich	250 ml
Joghurt	1 × täglich	150 g
Käse, Quark	1–2 × täglich	30 g
Fleisch	2–3 × pro Woche	180 g (Rohgewicht), 120 g gegart
Wurst, fettarm, z. B. Schinken, Putenbrustaufschnitt	2–3 × pro Woche	30 g
Fisch	1 × pro Woche	150 g
Eier	2–3 × pro Woche	1 Stück
Butter/Margarine	2 TL täglich	5 g
Öle	4 TL täglich	5 g
Nüsse	1 × täglich	25 g
Süßes, Snacks	1 × täglich	1 Riegel Schokolade *oder* 25 g Chips
Alkohol	maximal 2–3 × pro Woche	1 Glas
Bewegung	30 min pro Tag	

Nutzen Sie regelmäßige Mahlzeiten bewusst zur Erholung

Nach Ansicht von Psychologen benötigen wir alle 90 Minuten eine kleine Erholungspause. Wer sich für wenige Minuten vollkommen von der Arbeit löst und an etwas ganz anderes denkt, erholt sich am besten. Gönnen Sie sich diese Pausen. Wer meint, dafür keine Zeit zu haben, schadet sich auf Dauer selbst. Das ist eine Frage der Selbst(für)sorge und der Wertschätzung für sich selbst. Halten Sie öfter am Tag einen Augenblick inne und hören Sie auf Ihren Körper. Stellen Sie sich eine Skala für Ihr Wohlbefinden vor. Wie wohl fühlen Sie sich im Augenblick? Spüren Sie in Ihren Körper hinein. Haben Sie irgendwo Verspannungen? Haben Sie Hunger oder Durst? Wenn Sie auf diese Art und Weise regelmäßig für sich sorgen, werden Sie leistungsfähig bleiben.

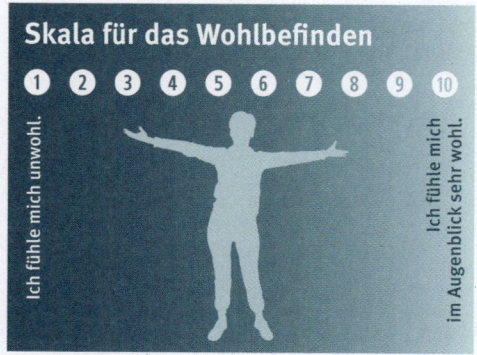

Quelle: www.two-up.de

◉ Wichtig für alle, die abnehmen wollen

Personen, die abnehmen möchten, neigen dazu, Mahlzeiten auszulassen. Sie glauben, so Kalorien „einsparen" zu können. Das Gegenteil ist aber der Fall: Die fehlenden Mahlzeiten werden im Laufe des Tages häufig durch ungeplante Mahlzeiten und unbewusstes Snacken mehr als aufgeholt. Ernährungsforscher fanden heraus, dass Personen, die frühstücken und tagsüber regelmäßige Mahlzeiten zu sich nehmen, seltener übergewichtig sind als Personen, die nicht frühstücken und eher unregelmäßig essen. Letztere waren sogar viermal so häufig übergewichtig. Es funktioniert also nicht, auf diesem Weg Kalorien einzusparen. Wer regelmäßig isst, versorgt sich mit ausreichend Energie und nascht weniger zwischendurch.

Regelmäßige Mahlzeiten schützen auch vor Heißhungeranfällen. Ob für Sie drei oder eher fünf Mahlzeiten am Tag passend sind, richtet sich nach Ihren individuellen Vorlieben. Wer zu den Hauptmahlzeiten wenig isst, hat schneller wieder Hunger. Wer mit drei Hauptmahlzeiten auch zwischendurch satt und zufrieden ist, sollte es dabei belassen. Zwischenmahlzeiten sollten so gewählt werden, dass sie den Blutzuckerspiegel nicht zu stark erhöhen. Optimal sind Knabbergemüse mit einem Dipp, Obst mit Joghurt oder Quark oder eine Handvoll Nüsse.

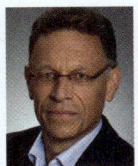

Frank Waskow, Verbraucherzentrale NRW:

„Retten Sie Lebensmittel ‚zweiter' Wahl: Kaufen Sie auch Backwaren vom Vortag oder Obst und Gemüse mit optischen Mängeln – wie die dreibeinige Karotte oder eine krumme Gurke. Diese besonderen Schätze haben beispielsweise direktvermarktende Landwirte in ihrem Sortiment. Auch einige Supermärkte bieten gezielt sogenanntes Ugly Food an, das sonst aussortiert wird."

Exkurs: Tipps zur Vermeidung von Lebensmittelverschwendung

Jahr für Jahr landen in Deutschland 11 Millionen Tonnen Lebensmittel im Wert von ca. 25 Milliarden Euro im Müll. Das ist nicht nur eine unglaubliche Geldverschwendung, sondern auch eine Vergeudung knapper Ressourcen. Sie können Lebensmittelabfälle durch einen bewussten Einkauf und eine gute Vorratshaltung vermeiden.

→ Checken Sie vor dem Einkauf Ihre Vorräte und notieren Sie die notwendigen Einkäufe.

→ Kaufen Sie leicht verderbliche Lebensmittel wie Brot, Gemüse, Obst und Milchfrischprodukte in den Mengen, die tatsächlich in den nächsten Tagen verbraucht werden. Lagern Sie für den „Notfall" etwas Knäckebrot, Tiefkühlgemüse und -obst und ein bis zwei Packungen H-Milch ein.

→ Behalten Sie Ihre Vorräte immer im Blick, damit keine Lebensmittel in Vergessenheit geraten. Stellen Sie frisch gekaufte Waren nach hinten und verbrauchen Sie zuerst die älteren Produkte.

→ Verwerten Sie leicht beschädigtes Gemüse und Obst zuerst, bevor es zu schimmeln beginnt.

→ Werden Sie kreativ – planen Sie Ihre vorhandenen Lebensmittel in Ihre Speisen mit ein.

→ **BUCHTIPP**
Wie man aus kleinen Resten neue Gerichte zaubert, zeigt der Ratgeber „Kreative Resteküche".
www.ratgeber-verbraucherzentrale.de

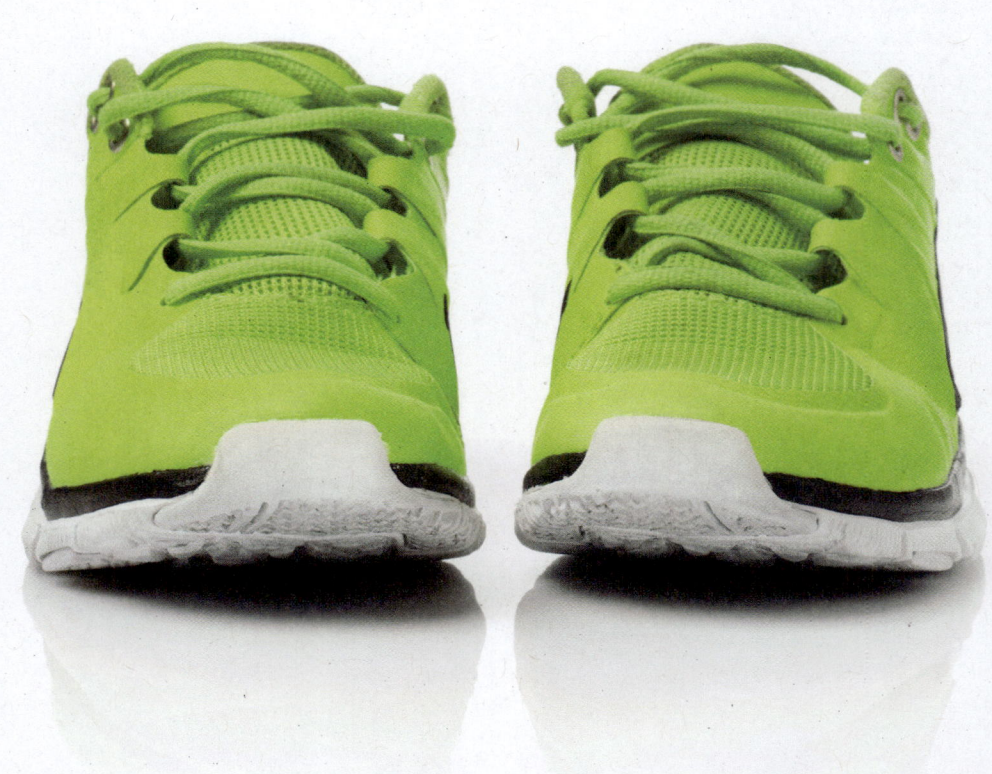

Gesund
abnehmen

Eine wichtige Voraussetzung für eine nachhaltige Gewichtsreduzierung ist eine dauerhafte Veränderung des Lebensstils und der Ernährungsgewohnheiten. Nur wer sich grundsätzlich viel bewegt und bewusster isst, wird langfristig neben weniger Gewicht auch mehr Gesundheit und Wohlbefinden erlangen.

Die Grundprinzipien des Abnehmens

Durch mehr Bewegung wird der Kalorienverbrauch des Körpers angekurbelt. Das erleichtert das Abnehmen. Gleichzeitig sollte die Kalorienaufnahme vermindert werden. Das geht am besten, wenn man bewusst weniger und anders isst.

→ WIR EMPFEHLEN
Bewegen Sie sich so viel wie möglich. Jeder Schritt zählt.

Mehr Bewegung
Am besten geeignet zum Abnehmen ist die Kombination von Muskelaufbautraining und Ausdauersport. Denn der Kalorienverbrauch durch Bewegung beruht auf zwei Säulen: auf der Intensität der Bewegung und zum anderen auf der Menge an Muskelmasse. Deswegen ist es wichtig, Muskeln aufzubauen und sie in Bewegung zu bringen.

Jeder Muskel, der sich bewegt, verbraucht Energie. Je nach Sportart sind mehr oder weniger Muskeln beteiligt. Je intensiver die Muskeln arbeiten, desto höher der Energieverbrauch: Eine Stunde Tanzen schlägt mit ca. 3 Kilokalorien, eine Stunde Radfahren bei mittlerem Tempo mit ca. 6 Kilokalorien und Joggen mit ca. 12 Kilokalorien (pro Kilogramm Körpergewicht) zu Buche.

Bewegung kräftigt aber auch die Muskeln und starke Muskeln verbrauchen beim Sport – und auch im Ruhezustand – mehr Energie. Deshalb wird die Gewichtsabnahme durch mehr Bewegung – egal, ob im Alltag oder beim Sport – erheblich erleichtert.

Unabhängig davon verbessert mehr Bewegung – insbesondere an der frischen Luft – unser Wohlbefinden. Stress wird abgebaut und verwandelt sich in gute Laune. Eine regelmäßig ausgeübte Sportart stärkt das Selbstbewusstsein und lenkt zudem vom Essen ab. Und schließlich ist regelmäßige Bewegung auch heilsam. Laut Weltgesundheitsbehörde WHO senkt regelmäßige Bewegung das Risiko für viele Erkrankungen, unter anderem Herz-Kreislauf-Erkrankungen, Diabetes, Bluthochdruck, Dickdarmkrebs, Osteoporose und Depressionen.

Die WHO empfiehlt mindestens 30 Minuten Bewegung am Tag, wobei Aktivitäten, die mindestens zehn Minuten dauern, zusammengezählt werden können. Es braucht nicht unbedingt eine sportliche Aktivität zu sein. Auch Alltagsbewegungen wie Treppensteigen, Gehen, Gartenarbeit oder Hausarbeit zählen. Die Intensität der Bewegung sollte mindestens zügigem Gehen entsprechen. Zum Abbau von Übergewicht sollten es mindestens 60 Minuten am Tag sein, und dabei mindestens zwei bis drei Mal pro Woche Sport mit höherer Intensität. Ideale Sportarten zum Abnehmen sind Schwimmen und Nordic Walking, weil in beiden Fällen viele Muskeln bewegt und die Gelenke nicht belastet werden.

→ TIPP

Bei der täglichen Bewegung sollten Sie mindestens einmal pro Tag auch „außer Atem" kommen. Bewegung nur in der Bequemzone reicht nicht aus, um eine Gewichtsabnahme in Gang zu setzen.

Tipps für mehr Bewegung im Alltag

→ Verzichten Sie so oft wie möglich auf Ihr Auto. Nehmen Sie das Fahrrad, gehen Sie zu Fuß, fahren Sie mit öffentlichen Verkehrsmitteln. Das ist zudem ökologischer.

→ Meiden Sie Rolltreppen und Aufzüge. Nehmen Sie stattdessen die herkömmlichen Treppen. Treppensteigen ist ein optimales Herz-Kreislauf-Training. Jede Stufe zählt.

→ Treffen Sie sich mit Freunden zum Spazierengehen statt zum Essen. Manches Gespräch wird im Gehen leichter.

→ Besorgen Sie sich einen Schrittzähler oder installieren Sie auf Ihrem Smartphone eine entsprechende App. Kontrollieren Sie am Nachmittag, wie viele Schritte Sie bereits gegangen sind. Mindestens 4000 sollten es täglich sein, ideal sind 10 000.

→ Machen Sie zwei- bis dreimal pro Woche Sport. Tragen Sie Ihren Sporttermin in Ihren Kalender ein. Behandeln Sie Ihre sportlichen Termine wie die beruflichen. Sehen Sie es so: Der Sport hilft Ihnen, Ihre Leistungsfähigkeit im Beruf zu erhalten.

Weniger und anders essen

Achten Sie beim Essen darauf, was Ihr Körper Ihnen sagt? Die Natur hat es eigentlich wunderbar eingerichtet: Wem es gelingt, zu essen, wenn er Hunger hat, und aufzuhören, wenn er satt ist, hat sein Gewicht am besten im Griff. Ideal ist es, wenn Sie beim leisesten Sättigungssignal zu essen aufhören. Ein japanisches Sprichwort besagt: „Iss nur so viel, bis du dich zu etwa 80 Prozent satt fühlst." Wenn wir das schaffen, fühlen wir uns nach einem Essen nicht beschwert, sondern bereichert. Das gelingt aber nur, wenn wir dem Essen unsere volle Aufmerksamkeit widmen und uns nicht durch Smartphone oder andere Medien ablenken lassen.

Nur wenige Menschen können aufhören zu essen, wenn noch ein Rest auf dem Teller oder im Topf ist. Das beste Gegenmittel: Kochen Sie von vornherein nur so viel, wie Sie brauchen. Vermeiden Sie Reste. Deswegen empfehlen wir, die Mengen an Kartoffeln, Reis und Nudeln öfter abzuwiegen, um ein gutes Gefühl für die richtigen Mengen zu bekommen. Wenn doch zu viel gekocht wurde, räumen Sie die Reste sofort weg oder packen Sie sie gleich für den nächsten Tag als Mittagessen in die Box.

Für eine anhaltende Sättigung ist es wichtig, dass der Speiseplan viele pflanzliche Lebensmittel und reichlich Ballaststoffe enthält und im Hinblick auf das Verhältnis von Eiweiß, Fetten und Kohlenhydraten ausgewogen ist. Die Grundzüge eines ausgewogenen Speiseplans haben wir im Kapitel **Vielfältig essen** → Seite 96 dargestellt.

Das richtige Gewicht finden

Die persönlichen Vorstellungen für das richtige Gewicht können unter Umständen weit von dem abweichen, was Mediziner und Ernährungswissenschaftler als gesund ansehen. Übertriebene Schlankheitsvorstellungen sind genauso schädlich wie eine allzu großzügige Toleranz gegenüber Übergewicht. Wenn Sie abnehmen wollen, dann empfehlen wir Ihnen, sich ein erreichbares Ziel zu setzen. Ein zu hoch gestecktes Ziel ist der Motivationskiller Nummer eins. Es führt leicht zu Frusterlebnissen und dazu, dass Sie Ihr Vorhaben vorschnell aufgeben. Orientieren Sie sich an Ihrem persönlichen Wohlfühlgewicht. Es ist das Gewicht, bei dem Sie sich mit Ihrem Körper im Einklang und beweglich, leicht, gesund und munter fühlen. Dieses Wohlfühlgewicht ist so individuell wie das eigene Gesicht und kann sich durchaus im Laufe des Lebens verändern.

Eine sinnvolle Gewichtsabnahme beträgt ein bis zwei Kilogramm pro Monat. Da jeder Mensch verschieden ist, verläuft eine Gewichtsabnahme sehr individuell. Junge Menschen haben mehr Muskelmasse und nehmen deshalb meist schneller ab.

> **ⓘ CHECK**
>
> **Mein Body-Mass-Index**
>
> $$= \frac{\text{Körpergewicht}}{\text{Körpergröße} \times \text{Körpergröße}}$$
>
> • Meine Größe beträgt _____ m
>
> • Mein Gewicht beträgt _____ kg
>
> • Mein Body-Mass-Index _____ BMI

Auswertung

→ BMI zwischen 18,5 und 24,9: Sie haben ein optimales Gewicht. In diesem Fall besteht aus gesundheitlicher Sicht wirklich kein Grund zum Abnehmen.

→ BMI zwischen 25,0 und 29,9: Ein solcher BMI wird als Übergewicht gewertet (Ausnahmen: Athleten mit viel Muskelmasse oder Personen mit vermehrten Wassereinlagerungen). Damit kann man gut und gesund leben, vorausgesetzt das Gewicht ist konstant. Falls Erkrankungen oder gesundheitliche Probleme dazukommen (z.B. Bluthochdruck, erhöhter Cholesterinspiegel, Schmerzen in den Kniegelenken), ist eine Gewichtsabnahme ratsam, weil diese Erkrankungen sich durch eine Ernährungsumstellung mit Gewichtsreduktion positiv beeinflussen lassen.

→ BMI über 30: Dies bedeutet starkes Übergewicht, der Mediziner spricht von Adipositas. Die Wahrscheinlichkeit, dass Folgeerkrankungen wie z.B. Diabetes, Herz-Kreislauf-Erkrankungen oder Gelenkbeschwerden auftreten, steigt mit zunehmendem BMI deutlich an. Wir empfehlen Ihnen deshalb, dies mit Ihrem Arzt bzw. Ihrer Ärztin zu besprechen. Durch eine ärztliche Diagnostik sollten mögliche organische Ursachen Ihres Übergewichts abgeklärt werden. Wir empfehlen Ihnen auch, die Gewichtsabnahme nicht alleine durchzuführen, sondern mit fachlicher Unterstützung durch eine qualifizierte Ernährungsfachkraft (Adressen von qualifizierten Beratungskräften → Seite 207).

→ Bei einem BMI unterhalb von 18,5 empfehlen wir Ihnen ebenfalls, mit Ihrem Arzt bzw. Ihrer Ärztin zu sprechen. Sie haben Untergewicht, das ebenfalls zu gesundheitlichen Problemen führen kann. Mögliche organische Ursachen für das Untergewicht sind zu klären. Wenn Sie auf gesunde Art und Weise zunehmen möchten, empfehlen wir Ihnen ebenfalls, eine qualifizierte Ernährungsfachkraft aufzusuchen → Seite 207.

Ihr Energiebedarf

Der persönliche Energiebedarf ist abhängig von der Körpergröße und dem Körpergewicht, dem Alter, der hormonellen Situation und dem Ausmaß der körperlichen Betätigung. Deswegen ist er individuell unterschiedlich. In der Nährwertkennzeichnung auf Lebensmittelverpackungen wird als Bezugsgröße ein täglicher Energiebedarf von 2000 Kilokalorien angegeben. Das entspricht dem Bedarf von jüngeren Frauen mit überwiegend sitzender Tätigkeit und wenig Bewegung. Männer haben – bedingt durch ihren höheren Muskelanteil – einen etwas höheren Energiebedarf von rund 2500 Kilokalorien/Tag.

Wer abnehmen möchte, sollte versuchen, etwa 500 Kilokalorien weniger aufzunehmen, als er tatsächlich verbraucht. Für die meisten Frauen sind dies etwa 1500 Kilokalorien am Tag und für die meisten Männer ca. 2000 Kilokalorien. Ältere Menschen oder kleine Personen benötigen oft weniger, z.B. nur 1300 Kilokalorien.

Viele haben die Vorstellung, dass sie am

Richtwerte für die Energiezufuhr für Erwachsene

Alter	Referenzmaße	Ruheenergie-umsatz (kcal)	Richtwerte für die Energie-zufuhr je nach körperlicher Aktivität (kcal) *
MÄNNER			
19 bis unter 25	179 cm, 71 kg	1730	2400–3500
25 bis unter 51	179 cm, 71 kg	1670	2300–3300
51 bis unter 65	177 cm, 69 kg	1580	2200–3200
65 und älter	174 cm, 67 kg	1530	2100–3100
FRAUEN			
19 bis unter 25	166 cm, 61 kg	1370	1900–2700
25 bis unter 51	165 cm, 60 kg	1310	1800–2600
51 bis unter 65	163 cm, 58 kg	1220	1700–2400
65 und älter	161 cm, 57 kg	1180	1700–2400

* niedrigster Wert bei ausschließlich sitzender Tätigkeit mit wenig Freizeitaktivitäten, höchster Wert bei körperlich anstrengender Tätigkeit oder sehr intensiven Freizeitaktivitäten.

Quelle: DACH-Referenzwerte für die Nährstoffzufuhr

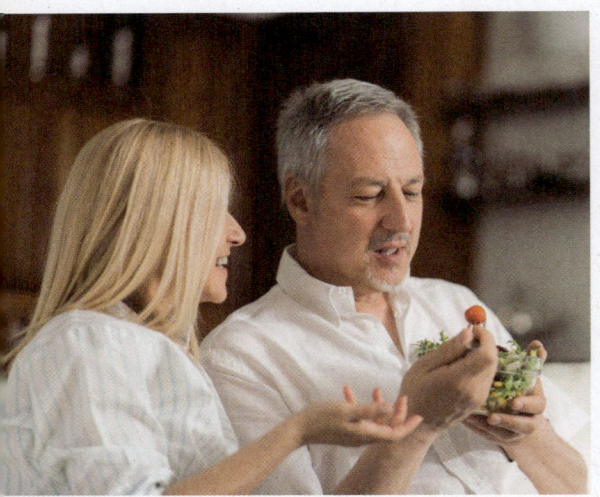

fehlung ist deshalb, lieber mit 1700 Kilokalorien langsamer abzunehmen und das Erreichte zu halten, als mit 1300 Kilokalorien schnell abzunehmen, vielleicht nach einigen Wochen schon aufgeben zu müssen bzw. nach der Abnehmphase wieder schnell an Gewicht zuzulegen.

Kalorienbedarf und Portionsgrößen

Durch die Größe der Portionen bei den jeweiligen Lebensmittelgruppen haben Sie es selbst in der Hand, wie viel Energie Sie aufnehmen. Zum Kennenlernen finden Sie auf den nächsten Seiten sowohl einen beispielhaften Wochenplan auf der Basis von 1500 Kilokalorien pro Tag als auch einen Wochencheck zum Abhaken. Versuchen Sie, jeden Tag alle Lebensmittelgruppen in den empfohlenen Mengen zu berücksichtigen. Wenn Ihnen dies für den Anfang zu anstrengend erscheint, fangen Sie mit einem Tag in der Woche an und steigern Sie sich langsam Tag für Tag.

Mit unserem Wochencheck können Sie Ihren Lebensmittelverzehr prüfen. Tragen Sie für jede gegessene Portion einen Strich bei der entsprechenden Lebensmittelgruppe ein. Anhand Ihrer Striche sehen Sie gleich, bei welchen Lebensmittelgruppen Sie zu wenig essen und wo es zu viel ist.

schnellsten und am besten an Gewicht verlieren, wenn sie so wenig Kalorien wie möglich zu sich nehmen. Das ist jedoch ein Trugschluss, denn damit geht auch oftmals ein großer Teil der Muskulatur verloren. Dies sollte aber unbedingt vermieden werden, denn der Verlust hat einen verringerten Energieverbrauch zur Folge. Das wiederum erschwert das weitere Abnehmen und das Gewichthalten nach der Gewichtsreduktion.

Eine wichtige Voraussetzung für eine nachhaltige Gewichtsreduktion ist eben die dauerhafte Veränderung des Lebensstils und der Ernährungsgewohnheiten. Unsere Emp-

Beispielhafter Wochenplan bis 1500 Kilokalorien *

	MONTAG	DIENSTAG	MITTWOCH	DONNERSTAG	FREITAG	SAMSTAG	SONNTAG
FRÜHSTÜCK	2 Scheiben Köstliches Weizen-Roggen-Mischbrot mit Apfel-Curry-Frischkäse/Möhren-Petersilien-Creme	Früchtemüsli	1 Scheibe Köstliches Weizen-Roggen-Mischbrot mit Ländlichem Linsenaufstrich, und 1 Stück Obst mit Joghurt	Wärmender Hirsebrei mit Zimt	2 Scheiben Köstliches Weizen-Roggen-Mischbrot mit Möhren-Petersilien-Creme und Gemüsesticks	Früchtemüsli	2 Sonntagmorgen-Haferbrötchen mit Butter, Käse, Schoko-Quark-Aufstrich und Gemüsesticks
MITTAGESSEN	Nudeln mit Tomatensoße Jahreszeitensalat mit Joghurt-Kräuter-Dressing und Quark mit Obst	Pilz-Kartoffel-Pfanne	Frühlingsgemüse mit Kichererbsenbällchen und Kräutercreme und Obstsalat	Gemüsepizza und Joghurt mit Obst	Fischfilet im Gemüsepäckchen mit Reis (50 g)	Italienische Minestrone mit weißen Bohnen	Schweinefilet in Balsamico mit Buntem Gemüse mit Kartoffeln vom Blech
ABENDESSEN	Herzhafter Linsensalat	Gemüsesuppe für jeden Tag mit 1 Scheibe Vollkornbrot	Champignon-Rucola-Toast	Gazpacho mit Knoblauchcroutons	Mediterraner Nudelsalat	Knackiger Kartoffelsalat	Bunter Bohnensalat mit 1 Scheibe Vollkornbrot
ZWISCHEN-MAHLZEITEN	• Obstsalat mit Joghurt • 15 g Nüsse	• Erfrischender Milch-Obst-Shake • 15 g Nüsse	• Gemüsesticks mit Quark • 15 g Nüsse	• Gemüsesticks mit Apfel-Curry-Frischkäse • Erfrischender Milch-Obst-Shake	• Buttermilch mit Obst • 15 g Nüsse	• Buttermilch-Apfel-Waffeln • 15 g Nüsse	• Beerenquarkcreme „Schneewittchen" • 15 g Nüsse

* Die fettgedruckten Rezeptvorschläge finden Sie in unserem Rezeptteil → ab Seite 118.

Mein Wochencheck mit 1500 kcal

Für jede gegessene Portion und jede Bewegungseinheit gibt es einen Strich in der entsprechenden Zeile.

	PORTIONEN PRO TAG / WOCHE	MENGE PRO PORTION	MONTAG	DIENSTAG	MITTWOCH	DONNERSTAG
Getränke, z. B. Wasser, ungesüßte Tees	8–10 × täglich	200 ml				
Gemüse	3 × täglich	150 g				
Hülsenfrüchte, gegart	2 × pro Woche	150 g				
Obst	2 × täglich	125 g				
Brot, möglichst Vollkornbrot	2 Scheiben tägl.	40 g				
Getreide, z. B. Hafer-/Hiseflocken oder Hirse, fein geschrotet	1 × täglich	30 g				
Beilagen, z. B. Kartoffeln, Reis, Nudeln, Zartweizen, gegart	1 × täglich	150 g				
Milch	1 × täglich	150 ml				
Joghurt	1 × täglich	150 g				
Käse, Quark	1 × täglich	20 g				
Fleisch	2–3 x pro Woche	140 g (Rohgewicht), 100 g gegart				
Wurst, fettarm, z. B. Schinken, Putenbrustaufschnitt	1–2 × pro Woche	30 g				
Fisch	1 × pro Woche	150 g				
Eier	2–3 × pro Woche	1 Stück				
Butter/Margarine	2 TL täglich	5 g				
Öle	2–3 TL täglich	5 g				
Nüsse	1 × täglich	15 g				
Süßes, Snacks	1 × täglich	1 Riegel Schokolade *oder* 15 g Chips				
Alkohol	max. 2–3 / Woche	1 Glas				
Bewegung	30 min pro Tag					

	PORTIONEN PRO TAG/WOCHE	MENGE PRO PORTION	FREITAG	SAMSTAG	SONNTAG
Getränke, z. B. Wasser, ungesüßte Tees	8–10 × täglich	200 ml			
Gemüse	3 × täglich	150 g			
Hülsenfrüchte, gegart	2 × pro Woche	150 g			
Obst	2 × täglich	125 g			
Brot, möglichst Vollkornbrot	2 Scheiben tägl.	40 g			
Getreide, z. B. Hafer-/Hirseflocken oder Hirse, fein geschrotet	1 × täglich	30 g			
Beilagen, z. B. Kartoffeln, Reis, Nudeln, Zartweizen, gegart	1 × täglich	150 g			
Milch	1 × täglich	150 ml			
Joghurt	1 × täglich	150 g			
Käse, Quark	1 × täglich	20 g			
Fleisch	2–3 × pro Woche	140 g (Rohgewicht), 100 g gegart			
Wurst, fettarm, z. B. Schinken, Putenbrustaufschnitt	1–2 × pro Woche	30 g			
Fisch	1 × pro Woche	150 g			
Eier	2–3 × pro Woche	1 Stück			
Butter/Margarine	2 TL täglich	5 g			
Öle	2–3 TL täglich	5 g			
Nüsse	1 × täglich	15 g			
Süßes, Snacks	1 × täglich	1 Riegel Schokolade oder 15 g Chips			
Alkohol	max. 2–3 / Woche	1 Glas			
Bewegung	30 min pro Tag				

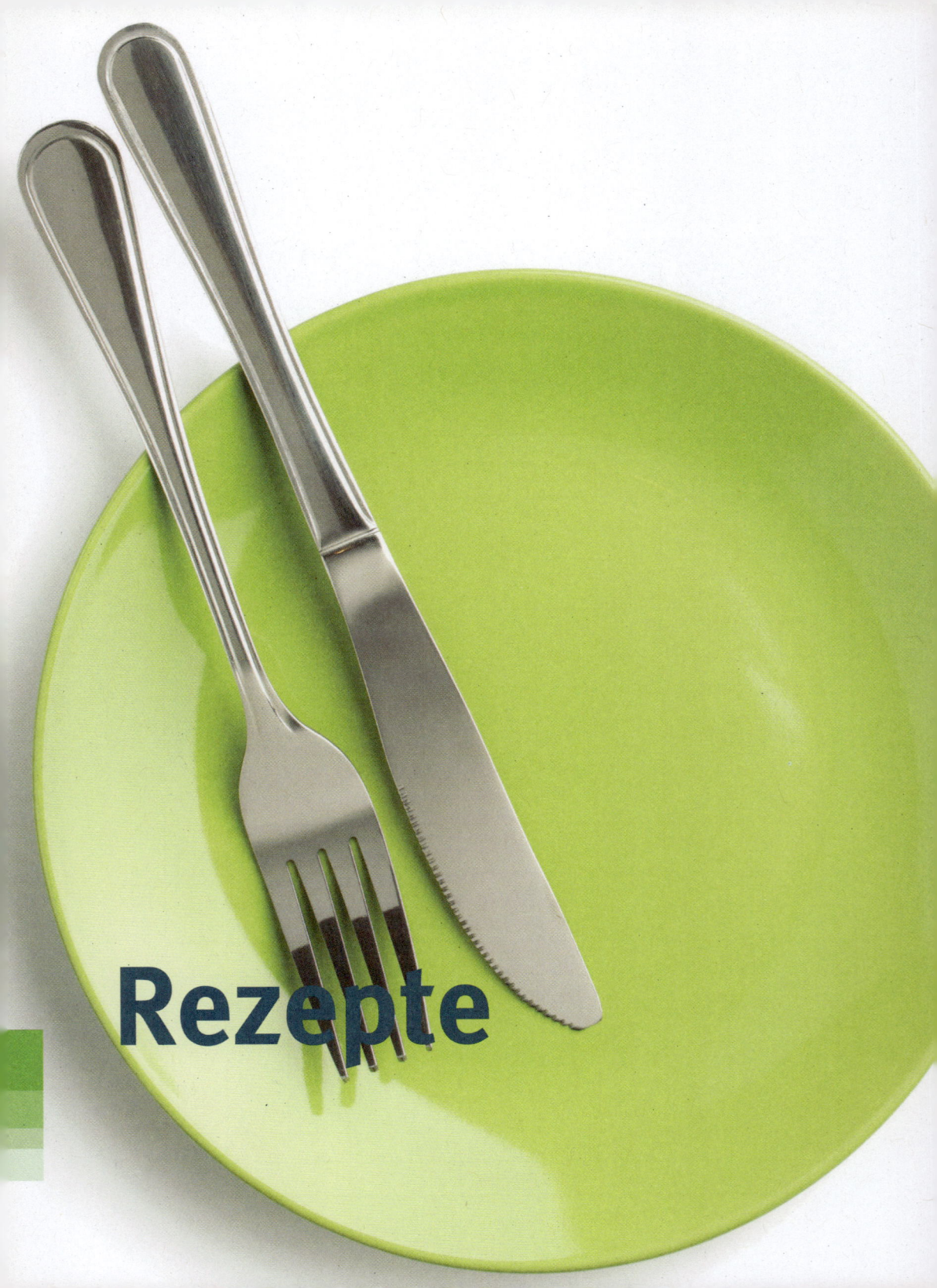

Rezepte

Gut zu wissen

Die Rezepte auf den folgenden Seiten sind kalorienarm und enthalten hochwertige Fette. Hier finden Sie die verschiedenen Angaben zur Zubereitung einmal im Überblick erläutert:

→ Die Rezepte gelten in der Regel für **2 Personen**, wenn nicht anders angegeben.

→ Die Nährwerte der einzelnen Gerichte, die Sie am Ende des jeweiligen Rezepts finden, wurden pro Portion berechnet. Aber es gibt auch Ausnahmen. Dann sind die Nährwerte für ein Stück, eine Scheibe oder einen Tee- oder Esslöffel angegeben.

→ In der Zutatenliste einiger Rezepte wird Gemüsebrühe aufgeführt. Wenn Sie sie nicht selbst herstellen wollen, empfehlen wir als Fertigprodukt gekörnte, lösliche Brühe.

→ In den Rezepten wurden Eier der Gewichtsklasse M verwendet.

→ Bei Milch oder Milchprodukten bevorzugen wir die fettärmere Variante mit 1,5 Prozent Fett.

→ Gemüse und Obst sollte vor der Zubereitung gewaschen und geputzt werden.

Die Rezepte in diesem Buch sind vorwiegend vegetarisch. Die Ausnahmen haben wir besonders gekennzeichnet:

🌱 steht für ein veganes Gericht,

🍗 enthält Fleisch und

🐟 Fisch.

ℹ Infos über Nährwerte, Zutaten und Maßeinheiten

Die Maßeinheiten werden in den Zutatenlisten wie folgt abgekürzt:

TL	Teelöffel	l	Liter
EL	Esslöffel	Pk.	Päckchen
g	Gramm	Msp.	Messerspitze
kg	Kilogramm	Tr.	Tropfen
ml	Milliliter	St.	Stück

Gelegentlich sind die kleineren Mengen in Teelöffel- und Esslöffel-Einheiten angegeben. Das Volumen beträgt beim Teelöffel ungefähr 5 Milliliter, beim Esslöffel sind es 15 Milliliter. Löffelmaße werden in Gramm so berechnet:

	1 Teelöffel (TL) in g	1 Esslöffel (EL) in g
Backpulver	3	10
Butter oder Margarine	5	10
Essig	5	10
Honig	6	20
Joghurt	–	15
Kräuter	2	5
Mayonnaise	–	15
Mehl	5	10
Milch	–	15
Nüsse	5	10
Öl	4	12
Pulvergewürze (z.B. Curry)	4	10
Quark	10	25
Sahne, flüssig	–	10
Salz	5	15
Senf	5	15
Sojasoße	5	15
Tomatenmark	5	15
Zitronensaft	5	15
Zucker	5	15

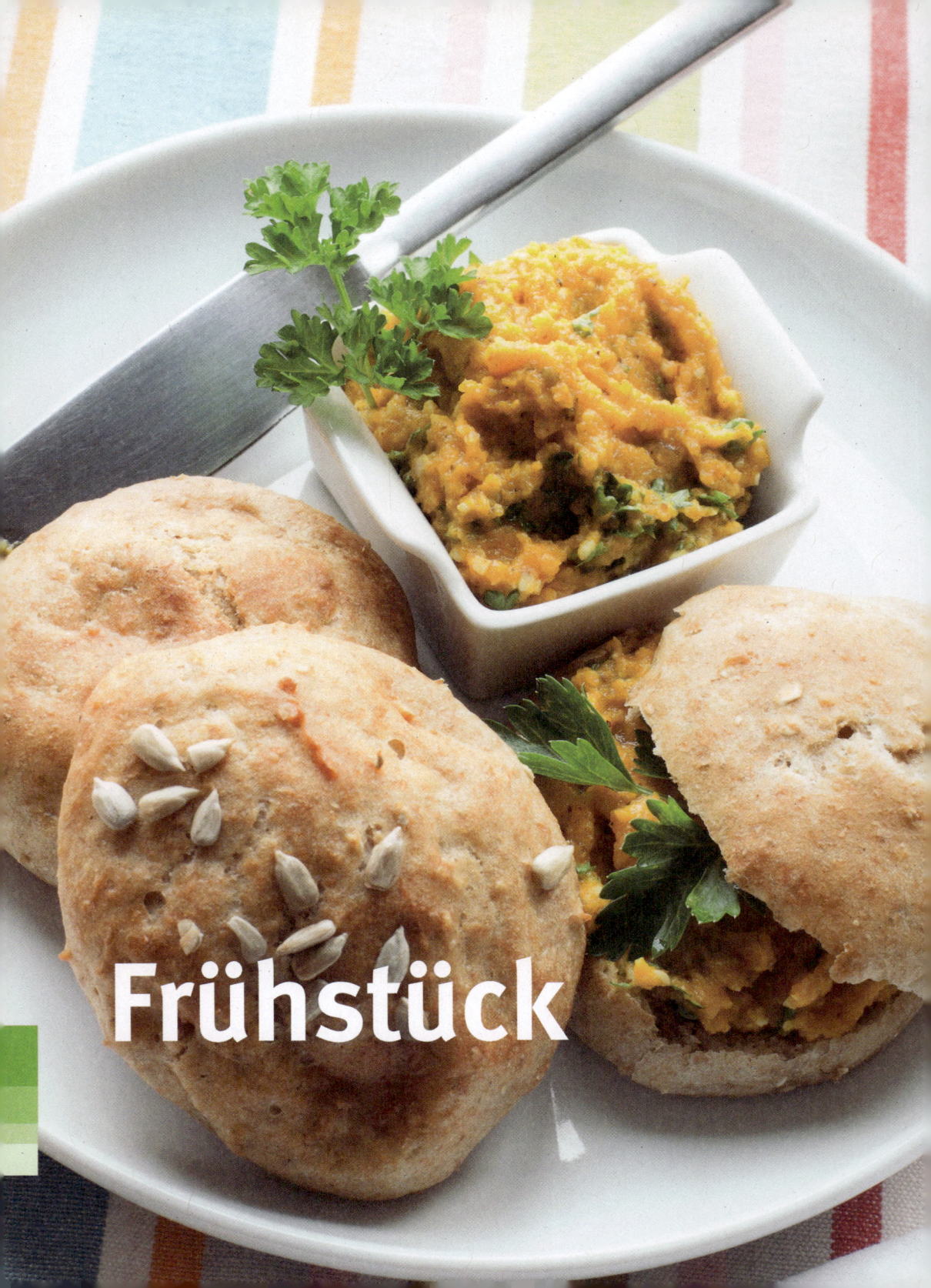

Frühstück

Erfrischender Milch-Obst-Shake

200 ml Milch oder
Buttermilch
1 Stück Obst (z.B. Apfel,
Orange, Banane,
Pfirsich)
2–3 EL feine Haferflocken
1–2 TL Zitronensaft

1. Milch oder Buttermilch, klein geschnittenes Obst und Haferflocken in einen Mixbecher geben.
2. Mit einem Pürierstab zu einem Milchshake verarbeiten. Mit etwas Zitronensaft abschmecken.

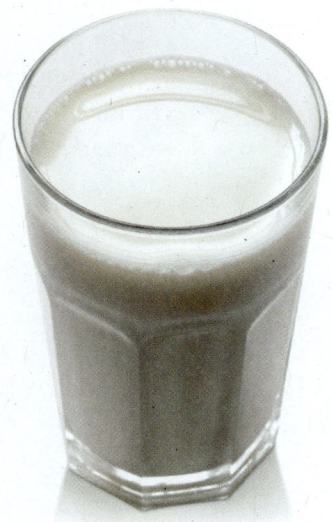

ℹ Energie 135 kcal / Fett 3 g / Eiweiß 6 g /
Ballaststoffe 2 g / Kohlenhydrate 21 g

Sommersmoothie Erdbeer-Melone

2 EL feine Haferflocken
1 EL Cashewkerne
6 EL heißes Wasser
300 g Erdbeeren
100 g Honigmelone
100 g Magerquark
bei Bedarf: 1 EL Birnen-, Apfel- oder Agavendick-saft

1. Haferflocken und Cashewkerne in einen Mixbecher geben und mit heißem Wasser übergießen. Kurz quellen lassen.
2. In der Zwischenzeit Erdbeeren waschen, putzen und halbieren und Melonenfruchtfleisch in Würfel schneiden.
3. Obst und Quark zu den Haferflocken geben und mit einem Pürierstab pürieren.
4. Bei Bedarf mit Dicksaft süßen.

→ **Tipp**

Für alle, die morgens noch zu müde zum Kauen sind, ist ein Guten-Morgen-Smoothie das ideale Frühstück, denn er gibt mit Ballaststoffen und Vitaminen erste Energie für den Tag.

ⓘ Energie 177 kcal / Fett 4 g / Eiweiß 11 g / Ballaststoffe 4 g / Kohlenhydrate 23 g

Wintersmoothie
Sanddorn-Orange

4 EL Hirse- oder feine
Haferflocken
8 EL heißes Wasser
2 Saftorangen oder
200 ml Orangensaft
1 Banane
1 EL Sanddorn- oder
Apfel-Mangomark
2 EL Mandeln, gehackt

1. Flocken in einen Mixbecher geben und mit heißem
   Wasser übergießen. Kurz quellen lassen.
2. In der Zwischenzeit Orangen schälen.
3. Bananen mit Orangen bzw. Orangensaft und
   Fruchtmark zu den eingeweichten Flocken geben
   und pürieren.
4. Mit gehackten Mandeln bestreut servieren.

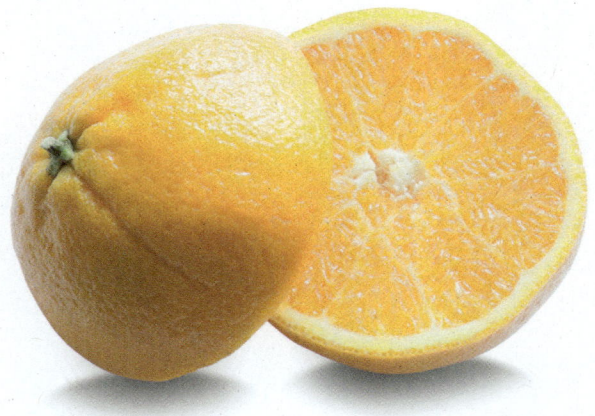

ⓘ Energie 215 kcal / Fett 7 g / Eiweiß 6 g /
Ballaststoffe 5 g / Kohlenhydrate 30 g

Wärmender Hirsebrei mit Zimt

8 EL Hirseflocken oder Hirse, fein geschrotet
400 ml Milch, Mandel-drink oder Wasser
1 Prise Salz
2 St. Obst nach Belieben (z.B. Birnen, Orangen, frische Beeren)
1 EL Mandeln, grob gehackt
1 Msp. Zimt, gemahlen

1. Hirseflocken bzw. -schrot mit kalter Milch, Mandel-drink oder Wasser verrühren. Salz zugeben und unter Rühren aufkochen und 10 Minuten quellen lassen.
2. Obst klein schneiden und zusammen mit dem Brei auf einem Teller anrichten.
3. Mit gehackten Mandeln und Zimt bestreut servieren.

→ **Tipp**
Ein warmer Brei am Morgen macht schnell und anhaltend satt und hilft dabei, auch an Tagen mit weniger schönem Wetter in Schwung zu kommen.

Energie 355 kcal / Fett 8 g / Eiweiß 13 g / Ballaststoffe 6 g / Kohlenhydrate 55 g

Früchtemüsli

3 Stück Trockenobst
(z.B. Trockenpflaume,
-aprikose)
2 Stück Obst
(z.B. Banane, Apfel)
6 EL Müsli ohne Zucker
300 ml Milch oder
Joghurt

1. Trockenobst, Banane oder Apfel würfeln und mit dem Müsli mischen.
2. Milch oder Joghurt darübergießen.

→ **Varianten**
Je nach Wunsch hinzufügen:
1 EL gehackte Nüsse
1 EL Sanddornsaft
1 EL Pflaumenmus
1 EL Leinsamen, geschrotet.

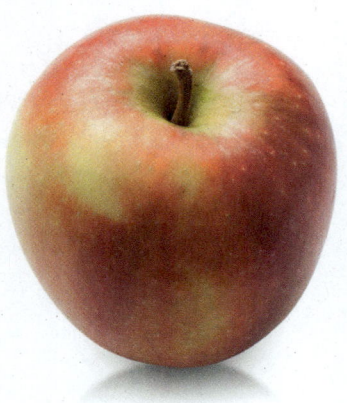

ⓘ Energie 340 kcal / Fett 6 g / Eiweiß 10 g /
Ballaststoffe 9 g / Kohlenhydrate 57 g

Sonntagmorgen-Haferbrötchen

Ergibt 15 Brötchen

250 g Dinkelvollkornmehl
2 TL Backpulver
2 Msp. Salz
4 EL feine Haferflocken
200 g Magerquark
1 Ei
2 EL Rapsöl
50–100 ml Milch

1. Mehl mit Backpulver, Salz und 3 EL Haferflocken vermischen.
2. Quark, Ei und Öl mit dem Handrührgerät gut verrühren. Die Mehlmischung zugeben und so viel Milch unterrühren, bis der Teig schwer reißend vom Löffel fällt.
3. Ein Backblech mit Backpapier belegen.
4. Mit zwei Esslöffeln oder einem Eisportionierer kleine Häufchen auf das Blech setzen und mit Haferflocken bestreuen.
5. Im vorgeheizten Backofen bei 200 °C etwa 15–20 Minuten backen.

→ Tipp

Die Brötchen schmecken am besten frisch. Falls welche übrig bleiben sollten, können Sie den Rest gut einfrieren.

→ Variante

Bestreuen Sie die Brötchen alternativ mit Kürbiskernen, Sonnenblumenkernen und Sesamsamen.

ⓘ Pro Stück:
Energie 105 kcal / Fett 3 g / Eiweiß 5 g /
Ballaststoffe 2 g / Kohlenhydrate 13 g

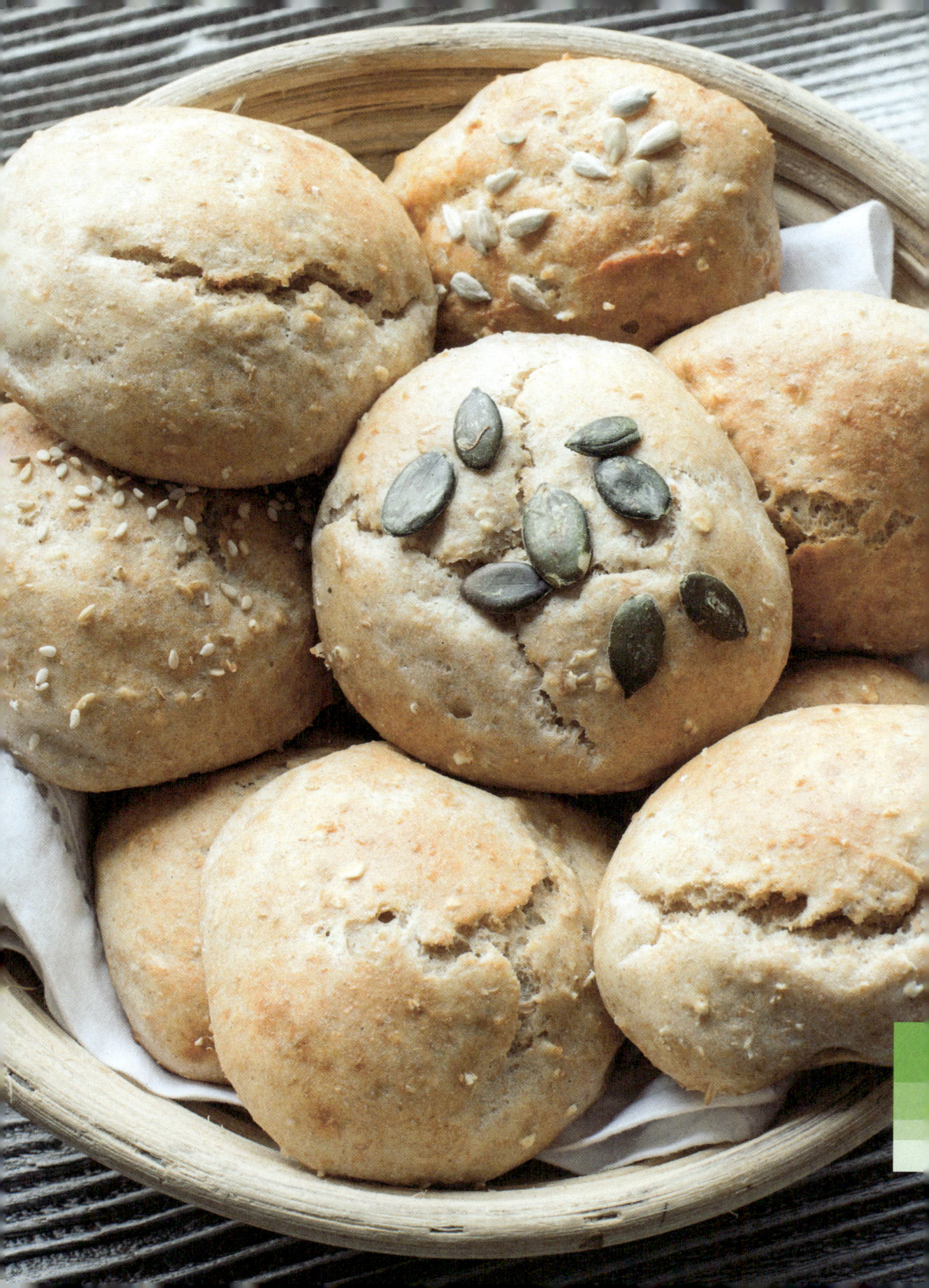

Köstliches Weizen-Roggen-Mischbrot

Ergibt 2 Brote

1 ½ Würfel Hefe oder
2 Pck. Trockenhefe
500 ml lauwarmes
Wasser
1 EL Zucker oder Honig
900 g Dinkel- oder
Weizenvollkornmehl
200 g Roggenvollkorn-
mehl
200 g Weizenmehl
Type 405
3 EL Sesam
3 EL Leinsamen
4 EL Haferflocken
60 g Sonnenblumen-
kerne
500 ml lauwarme
Buttermilch
4 TL Salz

1. Die Hefe in dem lauwarmen Wasser mit etwas Zucker oder Honig auflösen und ca. 10 Minuten stehen lassen.
2. Alle Mehle, Sesam, Leinsamen, Haferflocken und Sonnenblumenkerne mischen, die Hefelösung und die lauwarme Buttermilch nach und nach zugeben und alles 10 Minuten gründlich durchkneten. Zum Schluss das Salz gut unterkneten.
3. Zwei Kastenformen fetten, den Teig darin verteilen, auf die mittlere Schiene des noch kalten Backofens stellen und bei 200 °C ca. 60 Minuten backen.
4. In den letzten 15 Minuten der Backzeit die Brote ohne Form zu Ende backen.

→ **Tipp**
Die Brote können Sie auch auf Vorrat backen, sie lassen sich gut einfrieren und sind ideal für das Frühstücksbrot zum Mitnehmen ins Büro, zur Schule usw.

→ **Variante**
Die Brote mit 450g Dinkel- und 450 g Weizenvollkornmehl backen.

ⓘ **Pro Scheibe (bei 20 Scheiben je Brot):**
Energie 135 kcal / Fett 2 g / Eiweiß 5 g /
Ballaststoffe 4 g / Kohlenhydrate 23 g

Würzige Vollkornbrötchen

Ergibt 20 Stück

½ Würfel Hefe
350 ml lauwarmes
Wasser
600 g Weizenvollkorn-
mehl
1 TL Salz
½ TL Anis
½ TL Fenchelsamen

1. Die Hefe in lauwarmem Wasser auflösen, anschließend das Mehl mit der Hefelösung zu einem Teig verarbeiten und 5–10 Minuten kneten; 20 Minuten an
   einem warmen Ort gehen lassen; das Salz zugeben und
   erneut 5 Minuten kneten.
2. Ein Backblech mit Backpapier auslegen. Auf den
   Backofenboden ein flaches, feuerfestes Gefäß mit kal-
   tem Wasser stellen, damit bei reichlich Wasserdampf
   die Brötchen hoch aufgehen und die Kruste knusprig
   wird.
3. Eine Rolle aus dem Teig formen, 5 gleich große Stücke
   abschneiden und diese jeweils vierteln. Aus den Vierteln runde Kugeln formen und mit etwas Abstand auf
   das Backblech legen. Mit Wasser bestreichen, evtl. etwas Anis oder Fenchel darüberstreuen. Dann die Brötchen mit einem Geschirrhandtuch abgedeckt nochmals
   an einem warmen Ort 5–10 Minuten gehen lassen.
4. Anschließend im vorgeheizten Backofen bei 200 °C
   20 Minuten backen.

→   **Varianten**

*Die Brötchen vor dem Backen mit verdünntem Eigelb
bestreichen und mit 1 EL Sesam, Kürbis- oder Sonnenblumenkernen bestreuen. Etwas andrücken.
50 g Rosinen unterkneten.*

 Pro Brötchen:
Energie 100 kcal / Fett 1 g / Eiweiß 4 g /
Ballaststoffe 3 g / Kohlenhydrate 18 g

Apfel-Curry-Frischkäse

Ergibt 12 EL

1 Apfel
2 Frühlingszwiebeln
100 g Frischkäse (mit
Joghurt/Halbfettstufe)
½ TL Curry
1/2 Zitrone, frisch
ausgepresst, Pfeffer

1. Den Apfel grob raspeln und mit Zitronensaft beträufeln. Die Frühlingszwiebeln in kleine Ringe schneiden.
2. Alles mit dem Frischkäse vermischen und mit Curry, Zitronensaft und Pfeffer abschmecken.

→ **Tipp**

Schmeckt auch als Dip zu Rohkost. Hält sich im Kühlschrank 1–2 Tage.

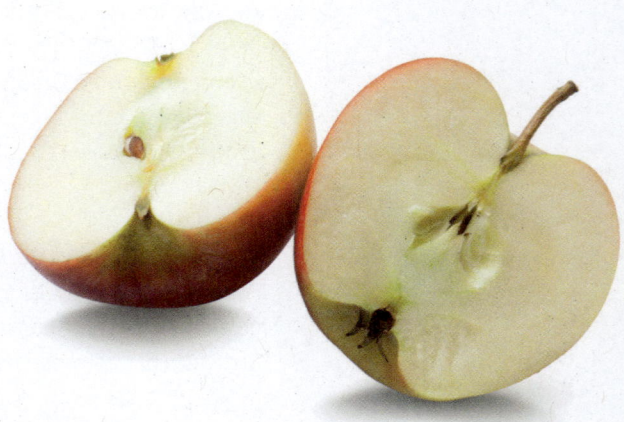

ⓘ **Pro EL:**
Energie 20 kcal / Fett 0,5 g / Eiweiß 1 g /
Ballaststoffe 0,5 g / Kohlenhydrate 2 g

Schoko-Quark-Aufstrich

Ergibt 15 EL

200 g Magerquark
100 g Banane
2 EL ungesüßtes Kakao-
pulver
1 EL Rapsöl

1. Alle Zutaten miteinander pürieren.
2. Den Aufstrich in ein Vorratsglas füllen und mindestens 30 Minuten kühl stellen.

→   **Tipp**
Eignet sich auch zum Dippen von Obst.

 Pro EL:
Energie 25 kcal / Fett 1 g / Eiweiß 2 g /
Ballaststoffe 0 g / Kohlenhydrate 2 g

Möhren-Petersilien-Creme

Ergibt 1 Glas

200 g Möhren
1 Zwiebel
4 EL Olivenöl
2 EL Mandeln, gemahlen
Salz, Muskatnuss,
Pfeffer
4 EL Petersilie, frisch
gehackt

1. Möhren putzen, bei Bedarf schälen und grob würfeln.
2. Zwiebel fein würfeln und in einem Topf in Olivenöl hell anschwitzen.
2. Möhren dazugeben, salzen, evtl. etwas Wasser angießen und etwa 10 Minuten gar dünsten.
3. Gemüse abkühlen lassen. Mit einem Mixstab fein pürieren. Gemahlene Mandeln unterrühren und Creme mit Salz, Muskatnuss, Pfeffer und frisch gehackter Petersilie abschmecken.

→ **Haltbarkeit**
Im geschlossenen Glas im Kühlschrank aufbewahrt, hält sich der Aufstrich mehrere Tage.

→ **Variante**
50 g rote Linsen mitkochen. Dann das Salz erst anschließend zugeben.

 Pro EL:
Energie 40 kcal / Fett 3 g / Eiweiß 0 g /
Ballaststoffe 1 g / Kohlenhydrate 1 g

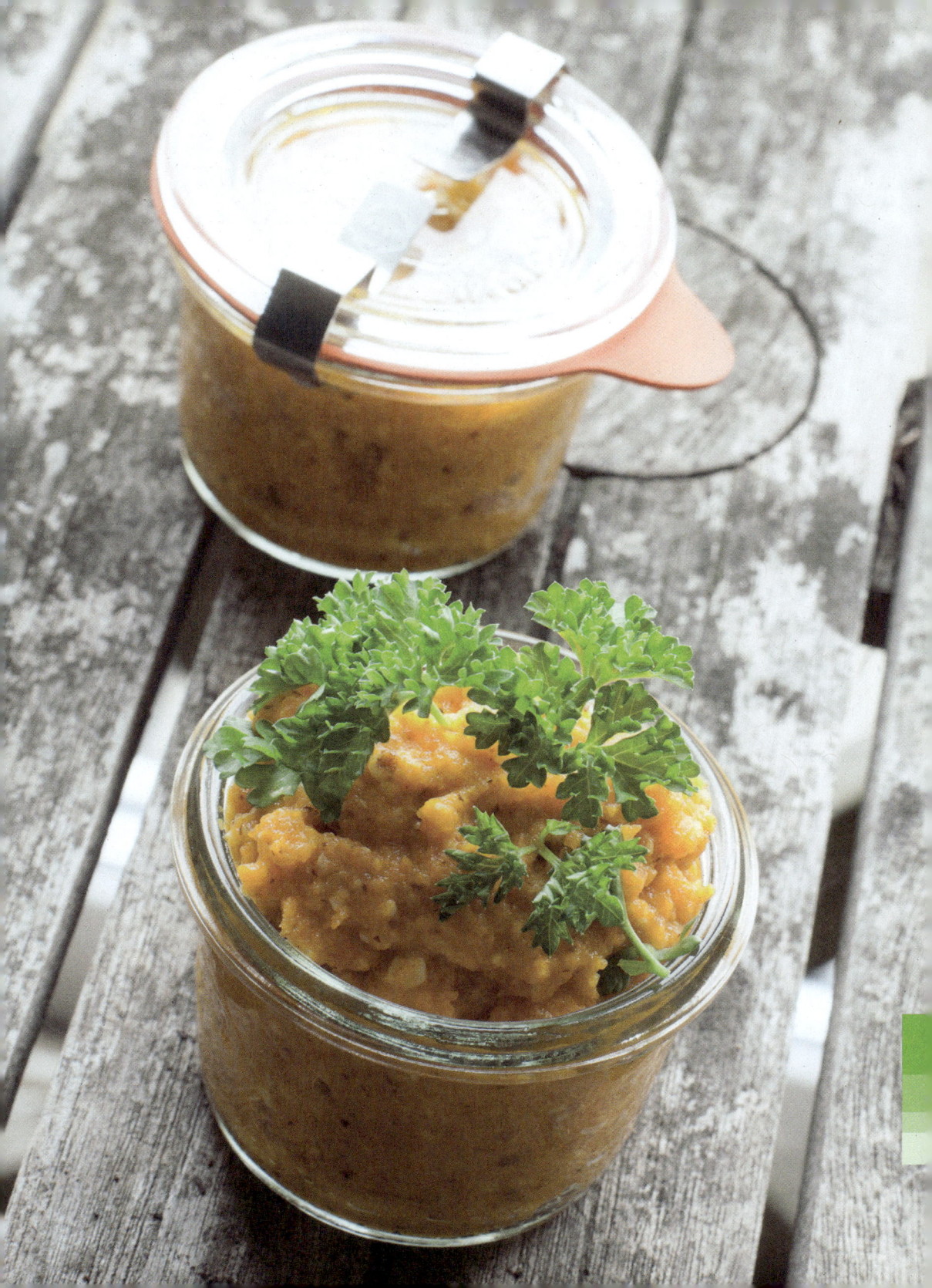

Ländlicher Linsenaufstrich

Ergibt 1 Glas

100 g braune Berglinsen
200 ml Wasser
1 Lorbeerblatt
2 Nelken
1 Knoblauchzehe
1 St. Lauch
3 EL Rapsöl
1 EL Majoranblättchen, frisch oder 1 TL getrockneter Majoran
Salz, Pfeffer, Muskatnuss
1–2 EL Balsamicoessig

1. Linsen in einem feinen Sieb abwaschen und in einem Topf mit Wasser, Lorbeerblatt und Nelken ca. 20 Minuten köcheln und anschließend 10 Minuten nachquellen lassen.
2. Knoblauchzehe und Lauchstange fein würfeln und in Rapsöl andünsten. Mit Salz und Pfeffer würzen.
3. Abgekühlte Linsen ohne Lorbeerblatt und Nelken mit dem Lauch und den Majoranblättchen in einen Mixbecher geben. Mit dem Pürierstab cremig mixen.
4. Mit Salz, Pfeffer, Muskatnuss und Balsamicoessig kräftig abschmecken.

→ **Haltbarkeit**
Im geschlossenen Glas im Kühlschrank aufbewahrt, hält sich der Aufstrich mehrere Tage.

 Pro EL:
Energie 70 kcal / Fett 4 g / Eiweiß 3 g / Ballaststoffe 3 g / Kohlenhydrate 4 g

Kichererbsenpaste „Tausendundeine Nacht"

Ergibt 1 Glas

200 g Kichererbsen, aus
der Konserve
1 Knoblauchzehe
2 EL Olivenöl
2–3 EL Zitronensaft,
frisch gepresst
2 EL Sesammus (Tahin)
Salz, Pfeffer, Kurkuma,
Kreuzkümmel, gemahlen

1. Kichererbsen in einem Sieb abtropfen lassen und Flüssigkeit auffangen.
2. Kichererbsen in einen Mixbecher geben.
3. Knoblauchzehe schälen und durch die Presse drücken. Mit Olivenöl, Zitronensaft, Sesammus und Gewürzen zu den Kichererbsen geben. Mit einem Pürierstab cremig mixen. Falls die Paste noch zu fest ist, etwas von der aufgefangenen Flüssigkeit zugeben.
3. Paste abschmecken und bei Bedarf nachwürzen.

→ **Haltbarkeit**

Im geschlossenen Glas im Kühlschrank aufbewahrt, hält sich der Aufstrich mehrere Tage.

→ **Variante Liptauer Art**

Lecker schmeckt die Kichererbsenpaste auch mit klein gehackten Zwiebeln, Gewürzgurken und normalem Kümmel. Lassen Sie dann Knoblauch, Kurkuma und Kreuzkümmel weg.

 Pro EL:
Energie 45 kcal / Fett 3 g / Eiweiß 1 g /
Ballaststoffe 1 g / Kohlenhydrate 3 g

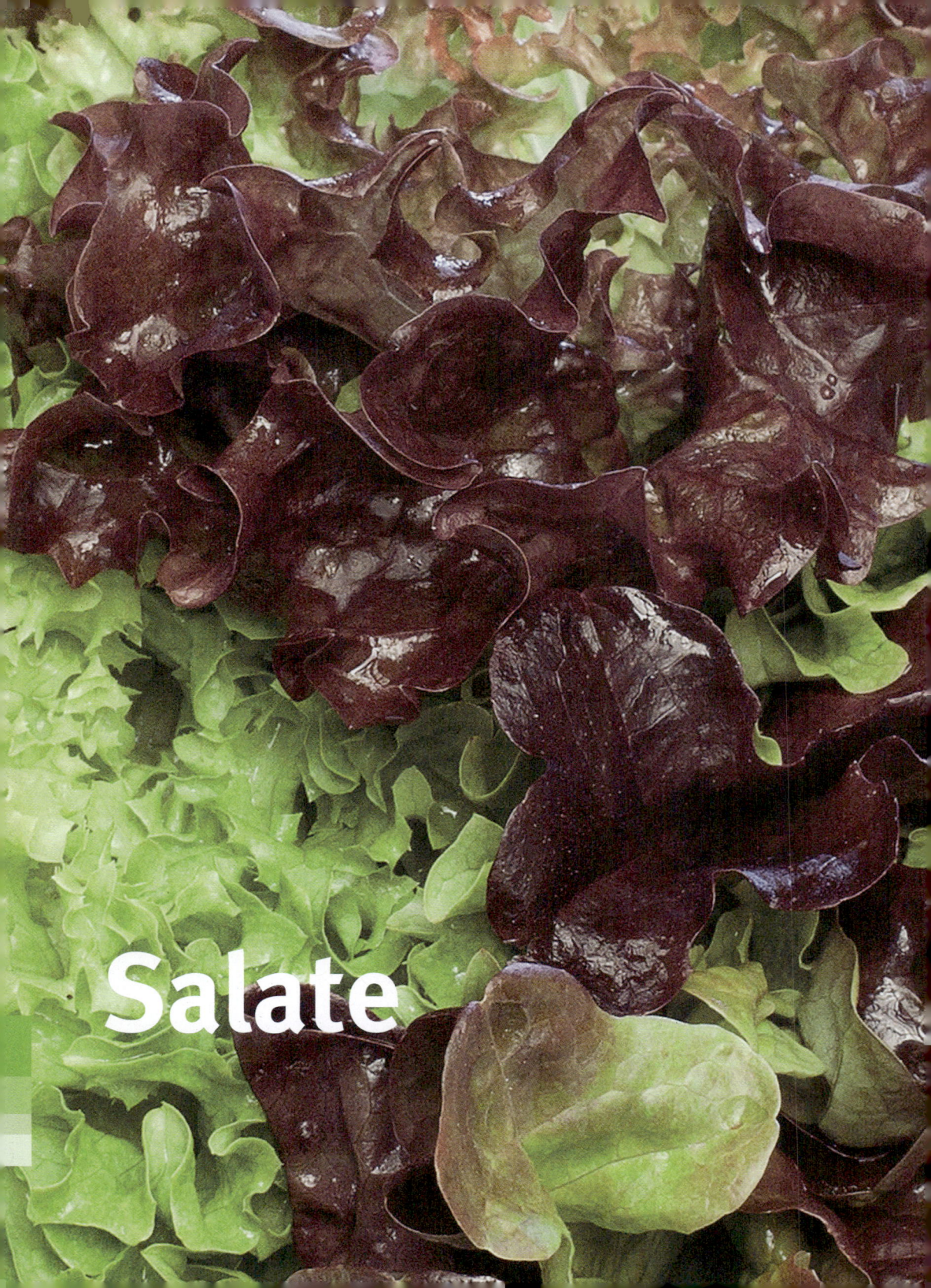

Salate

Jahreszeitensalat Frühling

120 g Kopfsalat
8 Radieschen
1 Frühlingszwiebel

1. Kopfsalat in mundgerechte Stücke zupfen.
2. Radieschen vierteln und Frühlingszwiebel in dünne Ringe schneiden.
3. Alles vermengen und mit dem Joghurt-Kräuter-Dressing (→ Seite 140) marinieren.

Pro Portion ohne Dressing:
Energie 24 kcal / Fett 0 g / Eiweiß 2 g /
Ballaststoffe 2 g / Kohlenhydrate 3 g

Jahreszeitensalat Sommer

1 TL Pinienkerne
100 g Rucola
2 Tomaten
80 g Zucchini

1. Pinienkerne in einem kleinen Topf ohne Fett anrösten.
2. Rucola putzen; Tomaten und Zucchini in Würfel schneiden.
3. Gemüse mit der Vinaigrette (→ Seite 141) marinieren und mit Pinienkernen bestreut servieren.

Pro Portion ohne Dressing:
Energie 96 kcal / Fett 6 g / Eiweiß 5 g /
Ballaststoffe 3 g / Kohlenhydrate 4 g

Jahreszeitensalat Herbst

100 g Feldsalat
4 Walnüsse
1 roter Apfel

1. Feldsalat putzen, waschen und abtropfen lassen. Apfel würfeln.
2. Beides mit dem Curry-Walnuss-Dressing (→ Seite 142) marinieren und mit den Walnüssen bestreut servieren.

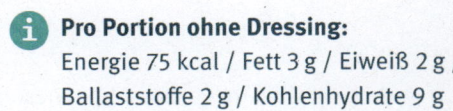

Pro Portion ohne Dressing:
Energie 75 kcal / Fett 3 g / Eiweiß 2 g /
Ballaststoffe 2 g / Kohlenhydrate 9 g

Jahreszeitensalat Winter

1 Chicorée
50 g Radicchio
1 Möhre
Schnittlauch

1. Chicorée und Radicchio in Blätter zerteilen, waschen und in mundgerechte Stücke zupfen.
2. Möhre grob raspeln.
3. Gemüse mit der Vinaigrette (→ Seite 141) marinieren.
4. Mit Schnittlauch bestreut servieren.

Pro Portion ohne Dressing:
Energie 37 kcal / Fett 6 g / Eiweiß 0 g /
Ballaststoffe 3 g / Kohlenhydrate 6 g

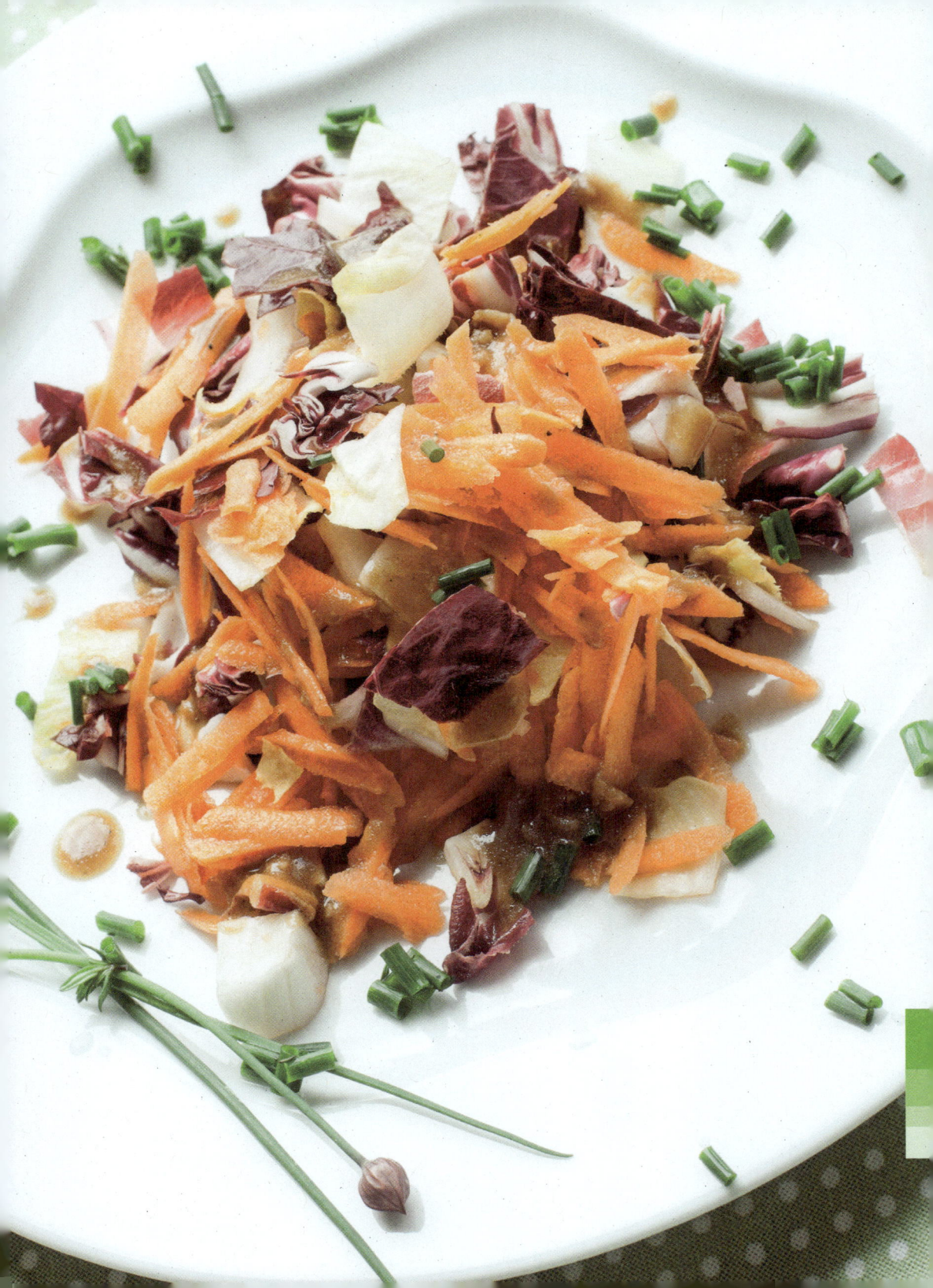

Joghurt-Kräuter-Dressing

100 g Joghurt
1–2 EL Rapsöl
1 TL Zitronensaft
½ TL Senf
2 EL frische, gehackte
Kräuter (z. B. Petersilie,
Schnittlauch)
Salz, Pfeffer, eine Prise
Zucker

Alle Zutaten vermischen und mit Salz, Pfeffer und einer Prise Zucker abschmecken.

ℹ️ Energie 100 kcal / Fett 10 g / Eiweiß 2 g / Ballaststoffe 0 g / Kohlenhydrate 2 g

Kräuter-Vinaigrette

2 EL Rapsöl oder Olivenöl
1 EL Balsamicoessig
½ TL Senf
2 EL frische, gehackte
Kräuter (z.B. Schnitt-
lauch, Petersilie, evtl.
Zitronenmelisse)
Salz, Pfeffer
evtl. 1 Knoblauchzehe

Öl und Essig mit Senf und den gehackten Kräutern verrühren und mit Salz und Pfeffer abschmecken. Je nach Vorliebe eine zerdrückte Knoblauchzehe hinzufügen.

→   **Variante**
*Für eine süßere Geschmacksnote 1 TL Honig oder Agaven-
dicksaft (vegan) unterrühren.*

→   **Tipp**
*Die Kräuter-Vinaigrette kann auch auf Vorrat hergestellt
werden. Hierfür alle Zutaten ohne Kräuter vermischen
und in einem gut verschlossenen Gefäß im Kühlschrank
aufbewahren. Sie hält sich 3–4 Tage. Dann die Kräuter
frisch dazugeben.*

ⓘ Energie 110 kcal / Fett 12 g / Eiweiß 0 g /
Ballaststoffe 0 g / Kohlenhydrate 1 g

Curry-Walnuss-Dressing

1 Zwiebel
1 Knoblauchzehe
1 EL Walnüsse, gehackt
1 EL Rapsöl
3 TL Curry
3 EL saure Sahne
2 EL Obstessig
Salz, Pfeffer

1. Zwiebel und Knoblauchzehe fein würfeln.
2. In einem kleinen Topf Walnüsse ohne Fett leicht anrösten.
3. Walnüsse aus dem Topf nehmen, Rapsöl darin erhitzen und Zwiebeln und Knoblauch glasig dünsten.
4. Curry zugeben und kurz mitrösten.
5. Topf vom Herd nehmen, saure Sahne, Obstessig und Walnüsse unterrühren und mit Salz und Pfeffer würzen. Falls das Dressing zu fest ist, etwas Wasser zugeben.

ℹ Energie 150 kcal / Fett 15 g / Eiweiß 2 g / Ballaststoffe 1 g / Kohlenhydrate 3 g

Bunter Bohnensalat

200 g Kidneybohnen
(Konserve)
200 g Maiskörner
(Konserve)
2 rote Paprika
2 Tomaten
3–4 Frühlingszwiebeln
1 EL Rapsöl
1 EL Obstessig oder
weißer Balsamico
2 EL Wasser
1 TL Senf
4 EL frische, gehackte
Kräuter (z. B. Petersilie,
Schnittlauch oder
Basilikum)
Salz, Pfeffer

1. Kidneybohnen und Mais abtropfen lassen. Paprika, Tomaten und Frühlingszwiebeln in Würfel schneiden. Alles zusammen in eine Schüssel geben.
2. Aus Öl, Obstessig, Wasser und Senf ein Dressing bereiten. Mit gehackten Kräutern, Salz und Pfeffer würzen.
3. Dressing über den Salat geben und 1–2 Stunden durchziehen lassen.

→ **Varianten**

Statt der Kidneybohnen gekochte grüne Bohnen verwenden.

60 g Schafskäse würfeln und zugeben.

ℹ Energie 230 kcal / Fett 8 g / Eiweiß 8 g / Ballaststoffe 10 g / Kohlenhydrate 27 g

Rote-Bete-Carpaccio mit Schafskäse

2–3 gekochte Rote Bete
(frisch gekocht oder im
Folienbeutel)
½ Orange
1 EL Rapsöl oder Olivenöl
1 EL Balsamicoessig
Salz, Pfeffer
50 g Schafskäse

1. Die Rote Bete in möglichst dünne Scheiben schneiden.
2. Die Scheiben dachziegelartig auf einem großen Teller auslegen.
3. Eine halbe Orange auspressen. Den Saft der Orange mit Salz und Pfeffer würzen und mit dem Öl verquirlen. Je nach Geschmack noch etwas Essig zugeben.
4. Die Rote-Bete-Scheiben mit der Marinade beträufeln.
5. Den zerkrümelten Schafskäse darüber verteilen.
6. Nach Belieben mit Pfeffer aus der Mühle würzen.

→ **Variante**
1–2 EL geröstete Sesamsamen oder Sonnenblumenkerne darüberstreuen.

ℹ Energie 180 kcal / Fett 12 g / Eiweiß 6 g /
Ballaststoffe 3 g / Kohlenhydrate 11 g

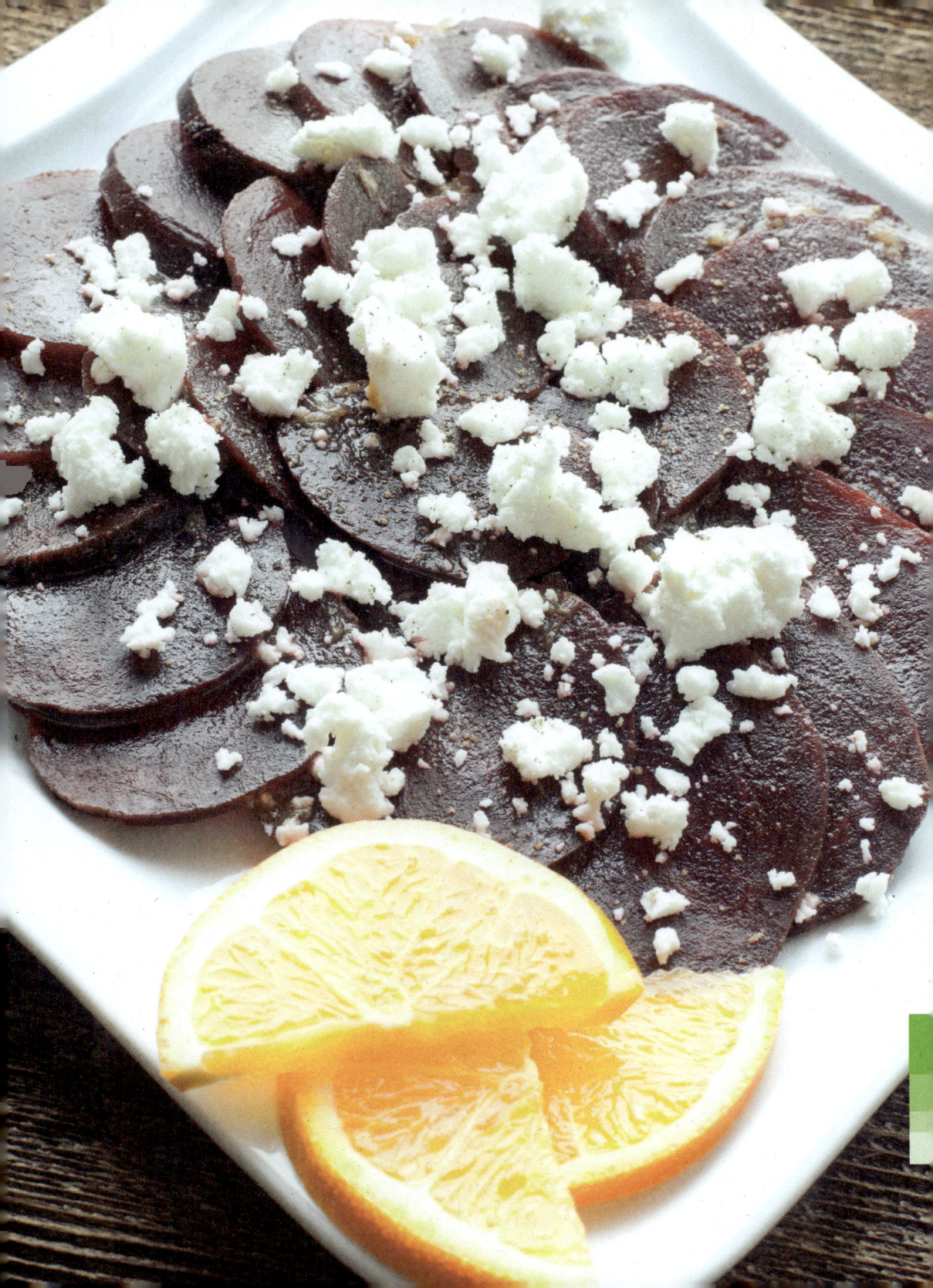

Chicorée-Orangen-Salat

2 Chicorée
½ Orange
2 EL Joghurt
1 TL Rapsöl oder Olivenöl
1 TL Zitronensaft
1 Prise Nelkenpulver
(nach Geschmack)
Salz, Pfeffer
1 EL gehackte Hasel-
nüsse

1. Chicorée waschen und in feine Streifen schneiden.
   Orange schälen und würfeln.
2. Joghurt mit Öl verrühren und mit Zitronensaft, Nelkenpulver, Salz und Pfeffer abschmecken.
3. Dressing mit den Salatzutaten vermischen und mit
   gehackten Nüssen bestreuen.

→ **Variante**
*Probieren Sie den Salat auch einmal mit ½ Kopf Chinakohl
statt des Chicorées.*

ℹ Energie 80 kcal / Fett 3 g / Eiweiß 3 g /
Ballaststoffe 3 g / Kohlenhydrate 9 g

Champignon-Rucola-Toast

8 frische Champignons
1 Zwiebel
1 EL Olivenöl
½ Bund frische Petersilie
(oder Tiefkühlkräuter)
Salz, Pfeffer
½ Bund Rucola (alternativ Feldsalat)
2 Scheiben Vollkornbrot
oder 4 Scheiben Vollkorntoast

1. Champignons in Scheiben schneiden. Zwiebel würfeln und im Öl glasig dünsten. Champignons zufügen und bräunen. Zum Schluss gehackte Petersilie, etwas Salz und Pfeffer dazugeben.
2. Brot oder Toast toasten. Den Rucola zerkleinern und auf dem Brot verteilen. Die gebratenen Champignons darauf anrichten.

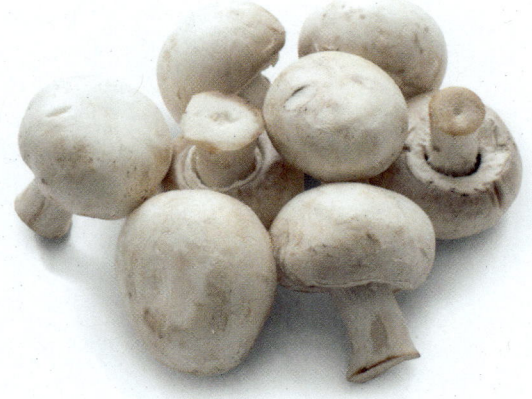

ℹ Energie 195 kcal / Fett 7 g / Eiweiß 8 g /
Ballaststoffe 6 g / Kohlenhydrate 22 g

Friséesalat mit Lachs

½ Kopf Friséesalat
50 g Kidneybohnen
(Konserve)
1 Frühlingszwiebel
1 EL Rapsöl oder Olivenöl
1 EL Balsamicoessig
½ TL Senf
1 Knoblauchzehe
Salz, Pfeffer, frische oder
tiefgefrorene Kräuter
80 g Wildlachs (frisch
oder tiefgekühlt)
1 EL Balsamicoessig
1 TL Olivenöl

1. Friséesalat waschen und in mundgerechte Stücke zupfen.
2. Kidneybohnen abtropfen lassen. Frühlingszwiebel in Ringe schneiden.
3. Dressing aus Öl, Essig und Senf herstellen, mit durchgepresstem Knoblauch, Gewürzen und Kräutern abschmecken.
4. Kidneybohnen mit dem Dressing vermischen.
5. Lachsfilet abwaschen, trocken tupfen und mit Balsamicoessig, Salz und Pfeffer marinieren. Tiefgekühlten Lachs vorher leicht an- aber nicht komplett auftauen. Olivenöl in einer Pfanne erhitzen. Lachs in fingerdicke Streifen schneiden und in dem Öl in 5–10 Minuten gar dünsten.
6. Friséesalat auf Tellern anrichten, Kidneybohnen darüber geben und mit Lachsstreifen garniert servieren.

→ **Tipp**
Der Lachs kann auch am Stück gebraten werden, braucht dann aber etwas länger, um gar zu werden.

🛈 Energie 175 kcal / Fett 13 g / Eiweiß 10 g / Ballaststoffe 3 g / Kohlenhydrate 3 g

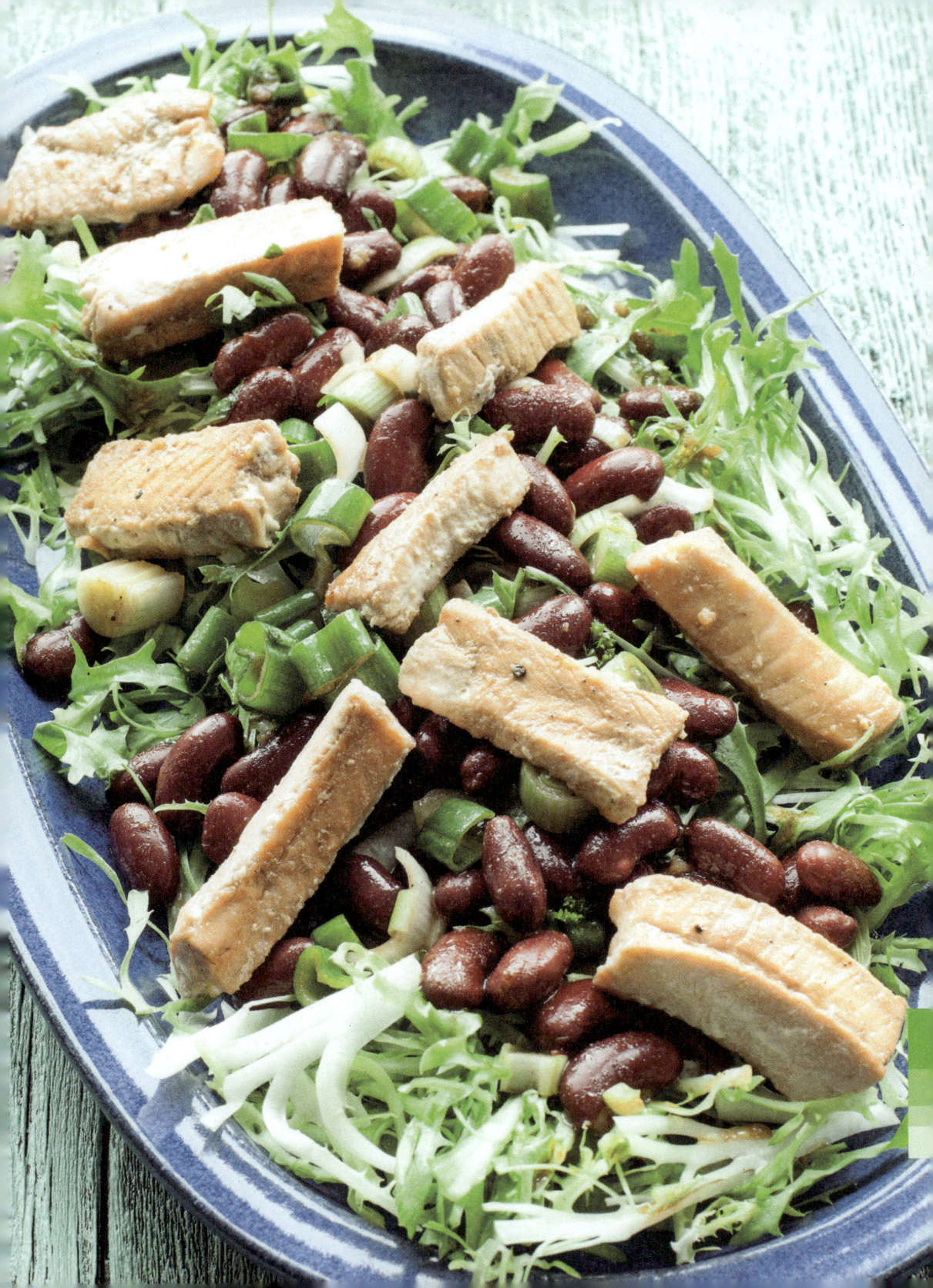

Knackiger Kartoffelsalat

8 Kartoffeln, ca. 500 g
4 Gewürzgurken
3–4 Frühlingszwiebeln
oder 1 normale Zwiebel
10 frische Champignons
1 rote oder gelbe Paprika
100 ml zubereitete
Gemüsebrühe
1 EL Rapsöl oder Olivenöl
Obstessig oder Gewürz-
gurkensud
Senf
Salz, Pfeffer
Petersilie und/oder
Schnittlauch

1. Kartoffeln mit Schale gar kochen. Nach dem Kochen pellen und in Scheiben schneiden.
2. Gewürzgurken in Würfel schneiden, Zwiebel hacken bzw. Frühlingszwiebeln in Ringe schneiden, Champignons und Paprika würfeln und alles in eine Schüssel geben.
3. Aus Öl, Brühe, Essig und Senf das Dressing herstellen. Mit Salz, Pfeffer und frischen, gehackten Kräutern würzen.
4. Dressing zu den Kartoffeln und dem Gemüse geben. Nach Bedarf Gemüsebrühe zugeben. 1–2 Stunden durchziehen lassen. Vor dem Verzehr erneut abschmecken, gegebenenfalls nachwürzen.

→ **Varianten**
2 Scheiben geräucherte Putenbrust (40 g) würfeln und zugeben.
1 Scheibe gekochten Schinken ohne Fettrand (40 g) würfeln und zugeben.

→ **Tipp**
Bei der Zubereitung am Vortag die Paprikawürfel erst am Tag der Verwendung zugeben.

ℹ Energie 315 kcal / Fett 7 g / Eiweiß 11 g / Ballaststoffe 9 g / Kohlenhydrate 48 g

Mediterraner Nudelsalat

100 g Spiralnudeln (Voll-korn)
1 kleine Zucchini
1 TL Rapsöl
75 g Schafskäse
¼ Bund frisches Basi-likum (etwa 3 Zweige)
100 g Cherrytomaten
75 g Joghurt
1 TL Rapsöl
1 TL Balsamicoessig
Salz, Pfeffer
Senf, Meerrettich

1. Nudeln bissfest garen.
2. Zucchini in kleine Würfel schneiden und in Rapsöl bissfest dünsten.
2. Schafskäse würfeln, Basilikum fein hacken, Tomaten halbieren und alles mit den Zucchini vermischen.
3. Dressing aus Joghurt, Öl, Essig, Salz und Pfeffer anrühren, Senf und Meerrettich nach Geschmack hinzufügen und mit dem Nudelsalat vermischen.

→ **Variante**
Hierzu schmeckt auch 1 EL schwarze Oliven gut.

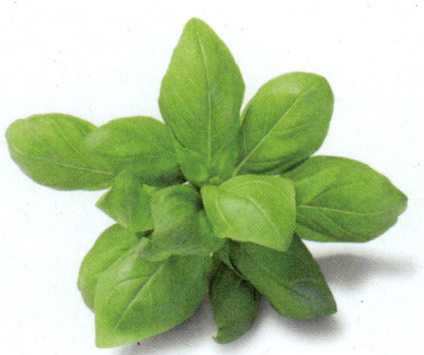

ℹ Energie 360 kcal / Fett 16 g / Eiweiß 15 g /
Ballaststoffe 7 g / Kohlenhydrate 35 g

Herzhafter Linsensalat

75 g braune Linsen
(getrocknet)
1 Lorbeerblatt
2 Möhren
50 g Sellerieknolle
100 g TK-Erbsen
1 Zwiebel
½ Bund Schnittlauch
½ Bund Petersilie
2 EL Olivenöl
3 EL Balsamicoessig
1 TL Senf
Salz, Pfeffer

1. Linsen mit heißem Wasser waschen und in 150 ml Wasser mit einem Lorbeerblatt in ca. 30–40 Minuten gar kochen.
2. Möhren und Sellerie in kleine Würfel schneiden und in wenig Wasser mit etwas Salz bissfest dünsten. Die Erbsen für eine Minute am Schluss dazugeben. Die entstandene Brühe für das Dressing aufbewahren.
3. Zwiebel fein hacken.
4. Für das Dressing Olivenöl mit Balsamicoessig und 2 Esslöffeln der aufbewahrten Brühe verrühren und mit Senf, Salz und Pfeffer abschmecken. Das Dressing mit den noch warmen Linsen vermengen und das übrige Gemüse und die Zwiebel zugeben.
5. Mindestens 2 Stunden im Kühlschrank durchziehen lassen, am besten am Vortag vorbereiten.
6. Vor dem Servieren den Salat nochmal abschmecken und frisch geschnittene Kräuter unterheben.

→ **Tipp**
Wenn Sie die Linsen einige Stunden vorher einweichen, verringert sich die Kochzeit. Hülsenfrüchte sind besser verträglich, wenn anstatt des Einweichwassers frisches Wasser zum Kochen verwendet wird.

ⓘ Energie 330 kcal / Fett 13 g / Eiweiß 14 g / Ballaststoffe 14 g / Kohlenhydrate 32 g

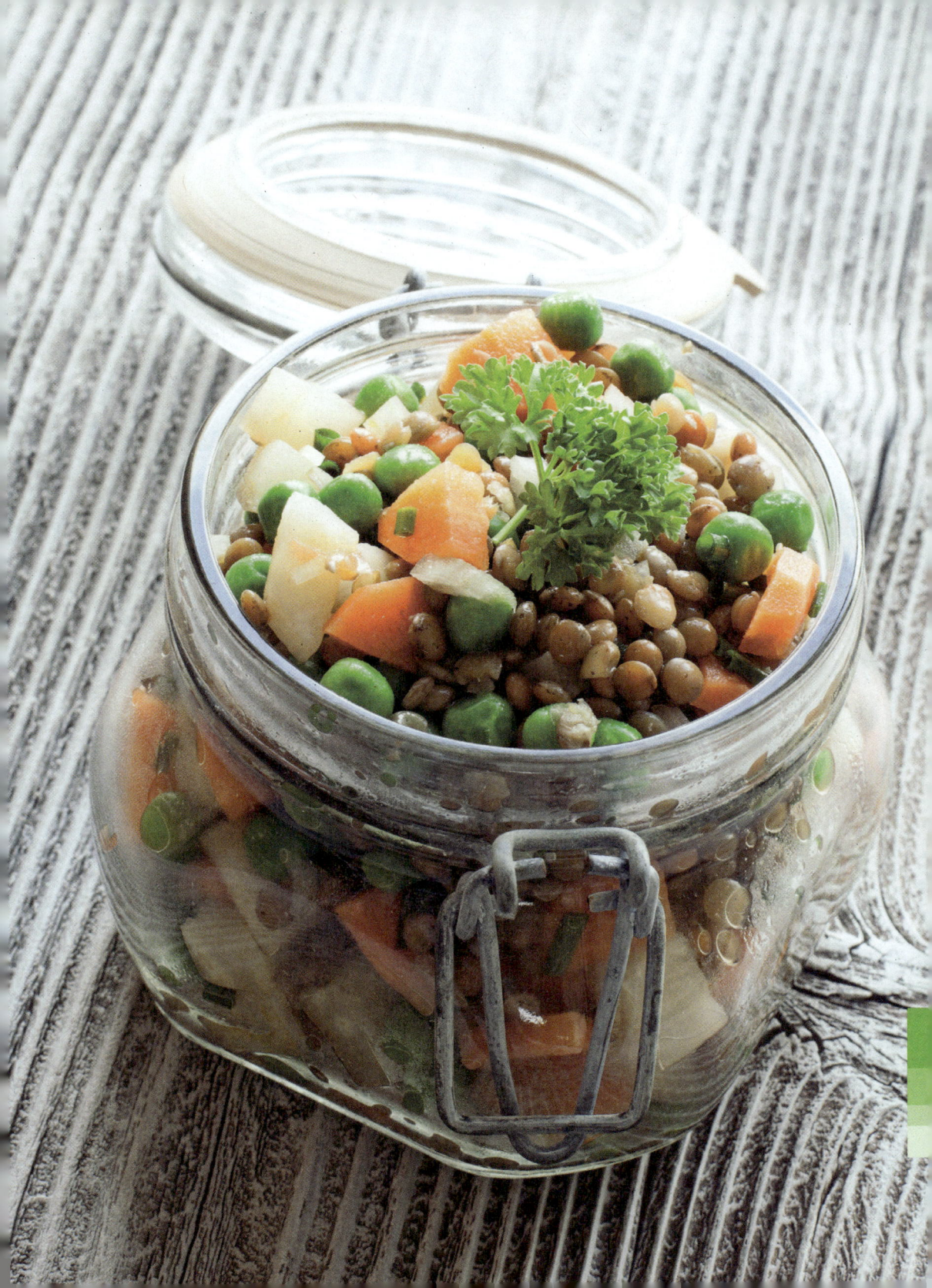

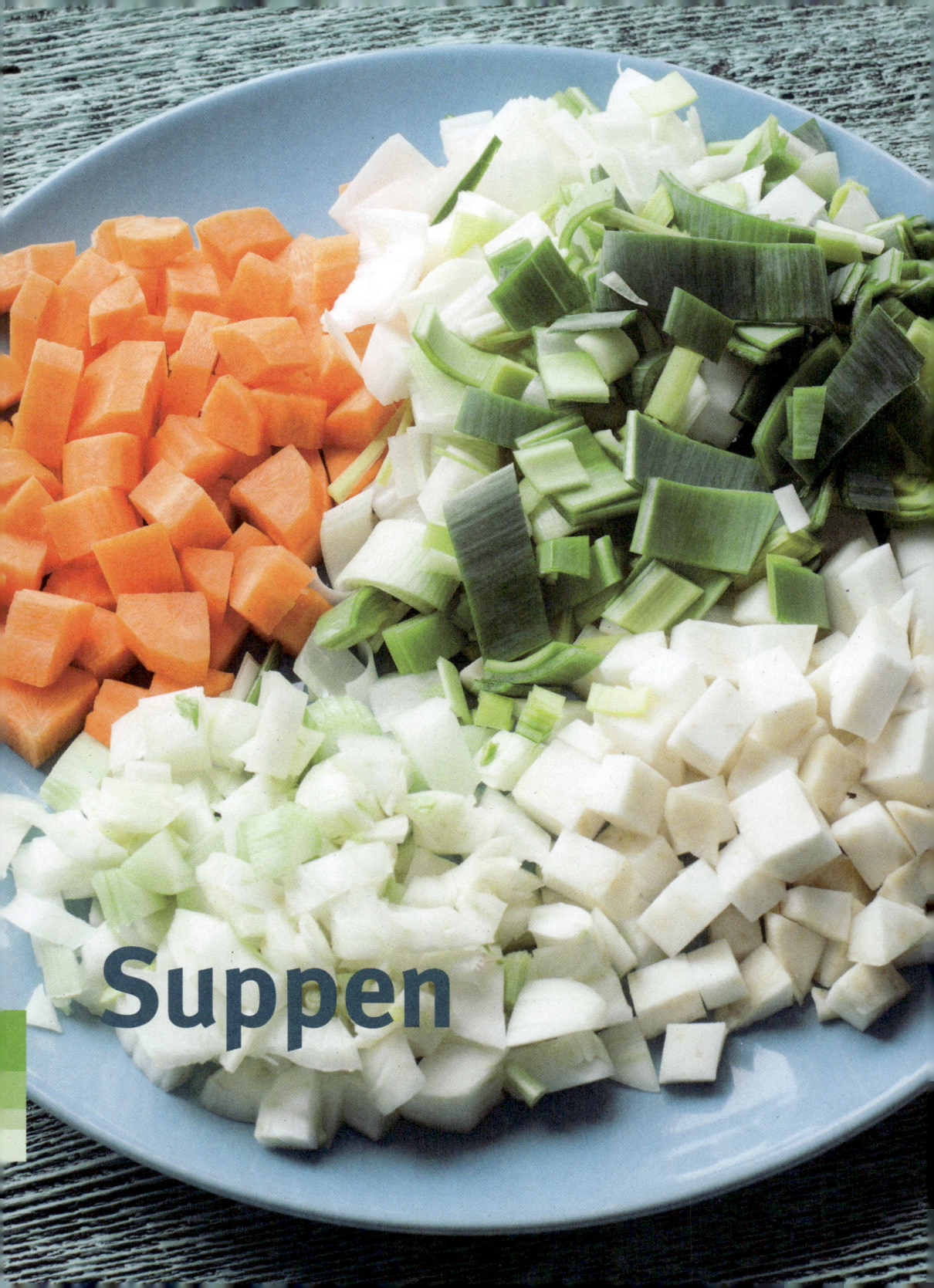

Suppen

Gemüsesuppe für jeden Tag

Grundrezept

300 g gemischtes Ge-
müse (z.B. Möhren,
Lauch, Brokkoli)

2 Kartoffeln

1 EL Rapsöl

400 ml Wasser

2 EL Sahne

Salz, Pfeffer

evtl. Curry

evtl. Ingwer

¼ Bund frische Petersilie

1. Gemüse putzen, Kartoffeln schälen, alles in Würfel
    schneiden.
2. Klein geschnittenes Gemüse und Kartoffeln in einem
    Topf in Rapsöl andünsten. Das Wasser zugeben und in
    10–15 Minuten gar kochen.
3. Die Suppe mit einem Pürierstab pürieren, Sahne zuge-
    ben und mit den Gewürzen abschmecken. Mit gehack-
    ter Petersilie bestreuen.

→   **Varianten**

Die folgenden Zutaten in Würfel schneiden und in der
Suppe erwärmen:

75 g geräuchertes Forellenfilet
oder 75 g gebratenes Lachsfilet
oder 75 g gebratenes Geflügelfilet
oder 1 kleines Geflügelwürstchen.

→   **Tipp**

Diese Gemüsesuppe für jeden Tag lässt sich auf Vorrat
kochen, einfrieren oder am nächsten Tag aufwärmen.
Auch gut als leichtes Hauptgericht. Dafür die Menge ver-
doppeln.

ⓘ   Energie 190 kcal / Fett 11 g / Eiweiß 5 g /
    Ballaststoffe 5 g / Kohlenhydrate 16 g

Safran-Fischsuppe mit Gemüse

200 g festes Fischfilet
(z.B. Alaska-Seelachs,
Alaska-Wildlachs,
Seehecht, jeweils
mit MSC-Siegel)
125 g Sellerieknolle
1 Möhre
1 kleine Stange Lauch
½ kleine Fenchelknolle
1 kleine Zwiebel
1 TL Rapsöl oder Olivenöl
1 Knoblauchzehe
1 Prise Safran (alternativ:
Kurkuma)
500 ml Wasser
Salz, Pfeffer
frische Kräuter
(z.B. Schnittlauch,
Thymian)

1. Fischfilet in große Würfel schneiden.
2. Gemüse in gleichmäßige Würfel schneiden.
3. Zwiebel würfeln und in Öl andünsten. Gehackten Knoblauch, Safran und Gemüsewürfel dazugeben und kurz andünsten.
4. Mit Wasser aufgießen und nur so lange (etwa 5–10 Minuten) leicht köcheln lassen, dass das Gemüse bissfest bleibt.
5. Hitze reduzieren, Fisch dazugeben, 5 Minuten gar ziehen lassen.
6. Mit Salz und Pfeffer abschmecken und mit gehackten Kräutern bestreut servieren.

Energie 200 kcal / Fett 6 g / Eiweiß 23 g /
Ballaststoffe 6 g / Kohlenhydrate 10 g

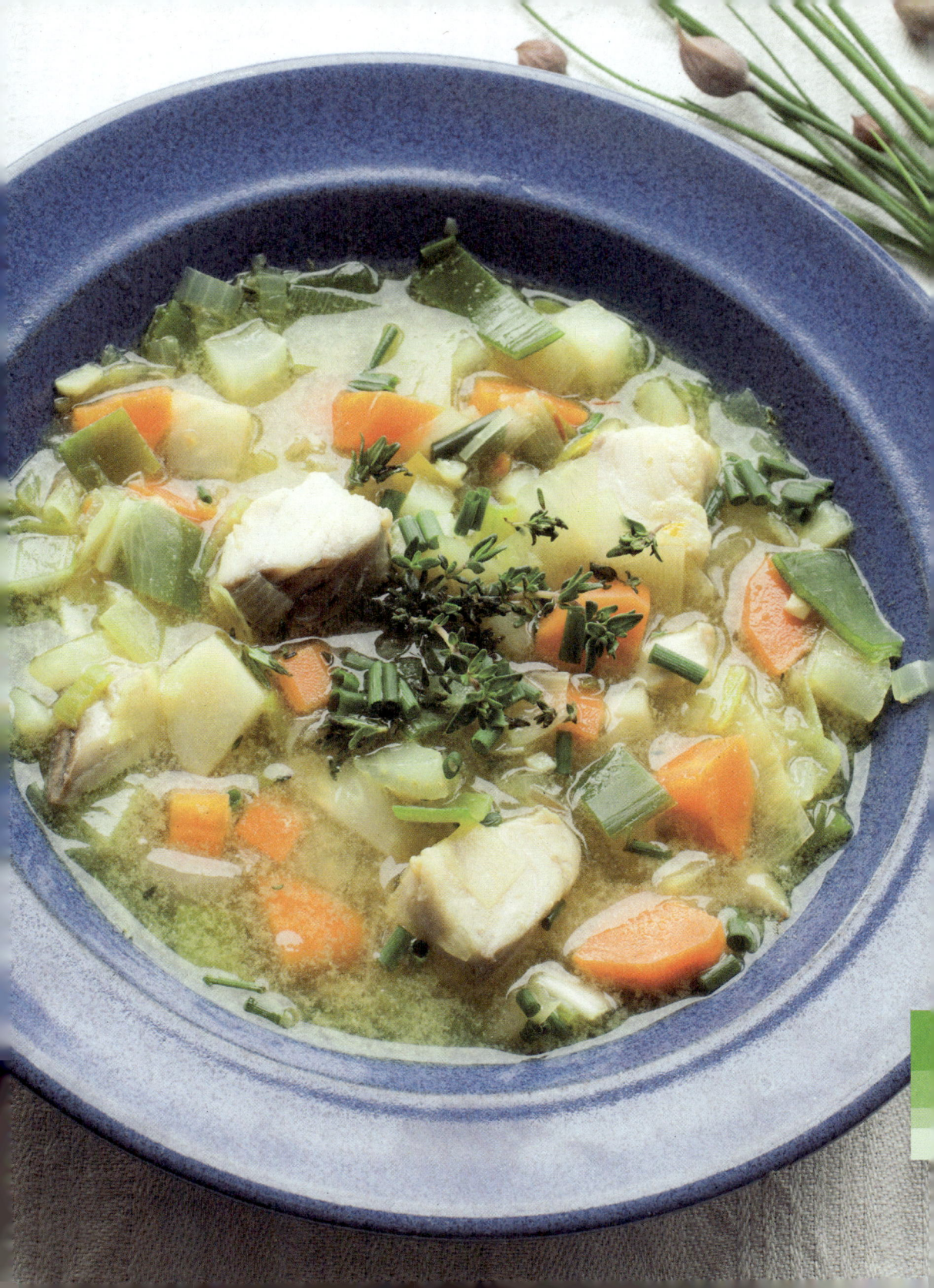

Klassische Kartoffelsuppe

300 g Sellerieknolle
1 Zwiebel
1 Möhre
½ Stange Lauch
3 Kartoffeln, 180 g
600 ml Wasser
evtl. Gemüsebrühe zum
Auffüllen
1 TL Rapsöl
Pfeffer, Majoran
1 Bund frische Petersilie

1. Sellerie, Zwiebel, Möhren, Lauch und geschälte Kartoffeln würfeln und ca. 20 Minuten in Wasser garen.
2. Gemüse mit Brühe pürieren. Falls die Suppe zu dick ist, noch etwas Wasser zugeben. Rapsöl zugeben, mit Pfeffer und Majoran würzen und mit gehackter Petersilie bestreut servieren.

→ **Varianten**

 150 g Kasseler Kotelett mitkochen.
Schmeckt auch mit den beim Gemüsesuppe-Grundrezept aufgeführten Varianten (→ Seite 155).
150 g Räuchertofu würfeln und zum Schluss zugeben.

Energie 155 kcal / Fett 3 g / Eiweiß 5 g / Ballaststoffe 8 g / Kohlenhydrate 23 g

Gazpacho mit Knoblauchcroutons

500 g Tomaten (bevorzugt Dattel- oder Flaschentomaten)
1 rote Paprika
1 milde Peperoni
2 Stangen Staudensellerie
1 Knoblauchzehe
2 EL Olivenöl
1–2 TL Obstessig
Salz, Pfeffer
2 Scheiben altbackenes Brot

1. Tomaten grob würfeln.
2. Paprika und Peperoni ebenfalls grob würfeln.
3. Staudensellerie in Stücke schneiden.
4. Gemüse in einen Mixbecher geben. Eine halbe gewürfelte Knoblauchzehe und 1 EL Olivenöl zugeben und mit dem Pürierstab oder in einem Standmixer fein pürieren.
5. Mit Obstessig, Salz und Pfeffer abschmecken.
6. Brotscheiben mit der anderen Hälfte der Knoblauchzehe von beiden Seiten einreiben und in mundgerechte Würfel schneiden. In einer Pfanne in 1 EL Olivenöl unter Rühren anrösten.
7. Die Suppe kalt mit den Knoblauchcroutons bestreut servieren.

ℹ️ Energie 290 kcal / Fett 13 g / Eiweiß 7 g / Ballaststoffe 9 g / Kohlenhydrate 31 g

Italienische Minestrone mit weißen Bohnen

2 Frühlingszwiebeln
1 Knoblauchzehe
1 EL Olivenöl
2 Möhren
1 Stange Staudensellerie
½ kleines Glas weiße
Bohnen, ca. 200 g
1 Tomate
500 ml Gemüsebrühe
italienische Kräuter,
frisch oder tiefgefroren
Salz, Pfeffer
frische Petersilie
3 EL gehobelter Parmesan

1. Frühlingszwiebeln putzen, in Ringe schneiden und zusammen mit dem gehackten Knoblauch in Öl andünsten.
2. Gewürfelte Möhren dazugeben, mit Gemüsebrühe ablöschen und ca. 10 Minuten köcheln lassen.
3. In Scheiben geschnittenen Staudensellerie dazugeben. Bohnen abgießen und ebenfalls dazugeben. So lange köcheln lassen, bis das Gemüse gar, aber noch bissfest ist.
4. Ganz zum Schluss die gewürfelte Tomate dazugeben und kurz mitköcheln.
5. Minestrone mit italienischen Kräutern, Salz und Pfeffer kräftig würzen. Petersilie hacken und über die Suppe streuen. Parmesan hobeln und zur Minestrone servieren.

ℹ Energie 290 kcal / Fett 11 g / Eiweiß 13 g / Ballaststoffe 11 g / Kohlenhydrate 30 g

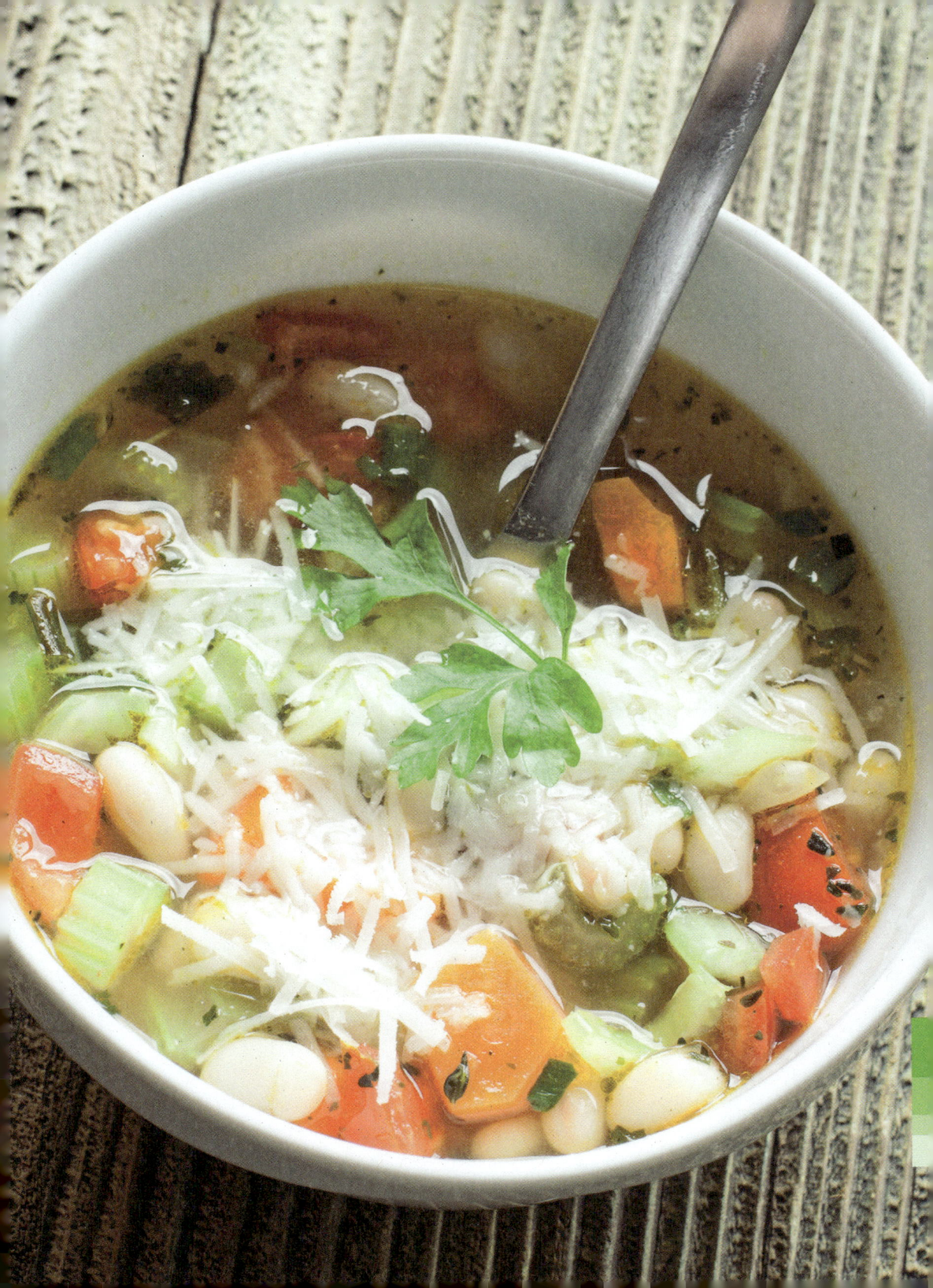

Indische Kokos-Linsensuppe

1 kleine Zwiebel
1 Knoblauchzehe
1 EL Rapsöl oder Olivenöl
100 g rote Linsen
1 Prise Kreuzkümmel, gemahlen
1 Prise Kurkuma
1 kl. Dose Schältomaten, ca. 400 g
50 ml Kokosmilch
400 ml Gemüsebrühe
Chilipulver, Salz

1. Zwiebel und Knoblauchzehe klein schneiden und im Öl andünsten. Linsen, Kreuzkümmel und Kurkuma dazugeben und kurz mitdünsten.
2. Die Schältomaten, die Kokosmilch und die Gemüsebrühe dazugeben und ohne Deckel aufkochen lassen.
3. Alles auf kleiner Flamme etwa 20 Minuten köcheln lassen.
4. Suppe pürieren. Mit Chilipulver und Salz abschmecken.

→ **Tipp**
Reste von Kokosmilch lassen sich prima einfrieren.

ℹ Energie 290 kcal / Fett 11 g / Eiweiß 15 g / Ballaststoffe 12 g / Kohlenhydrate 27 g

Schnelle Erbsensuppe

500 ml Gemüsebrühe
250 g TK-Erbsen
200 g Suppengemüse,
TK oder frisch
Salz, Pfeffer, frische
Kräuter (evtl. frische
Pfefferminze)

1. Brühe zum Kochen bringen, Erbsen dazugeben und 10 Minuten köcheln.
2. Erbsen pürieren. Klein geschnittenes Suppengemüse dazugeben und noch einmal 10 Minuten kochen.
3. Mit Salz und Pfeffer abschmecken und mit gehackten Kräutern bestreuen. Besonders gut passt frische Pfefferminze.

→ **Variante**
Mit Brotcroutons bestreuen. Dafür eine Scheibe Vollkornbrot in kleine Würfel schneiden und in 1 EL Rapsöl in der Pfanne rösten.

i Energie 210 kcal / Fett 5 g / Eiweiß 12 g / Ballaststoffe 12 g / Kohlenhydrate 23 g

Kürbissuppe

200 g Kürbisfleisch (z.B. Hokkaido)
1 Möhre
2 Kartoffeln
1 Zwiebel
1 EL Rapsöl
400 ml Gemüsebrühe
frisch geriebener Ingwer, Curry
Salz, Pfeffer
1 TL Kürbiskernöl
1 TL Mandelblättchen, in der trockenen Pfanne angeröstet

1. Das Kürbisfleisch, die Möhren und die Kartoffeln in Würfel schneiden.
2. Die Zwiebel fein hacken und in Öl glasig dünsten. Die Gemüse- und Kartoffelwürfel dazugeben und ebenfalls anschwitzen, mit Gemüsebrühe auffüllen und bei kleiner Flamme ca. 10 Minuten köcheln lassen.
3. Alles pürieren und mit Ingwer, Curry, Pfeffer und Salz abschmecken.
4. Den gefüllten Teller mit Kürbiskernöl beträufeln und mit den leicht gebräunten Mandelblättchen bestreuen.

→ **Varianten**

Statt mit Ingwer und Curry mit Majoran und Muskatnuss würzen.

Statt Mandelblättchen pro Person 1 kleine Scheibe geräucherten Lachs würfeln und in den Suppenteller geben.

ⓘ Energie 235 kcal / Fett 13 g / Eiweiß 5 g / Ballaststoffe 7 g / Kohlenhydrate 21 g

Bohneneintopf al forno

170 g getr. weiße Bohnen
oder 450 g aus der
Konserve
100 g Zwiebeln
100 g rote Paprikaschote
1 EL Öl
2 Knoblauchzehen
Rosmarin, Jodsalz,
Cayennepfeffer
1 Lorbeerblatt
75 g Crème fraîche
2 EL Tomatenmark

1. Getrocknete Bohnen über Nacht in 2 Liter Wasser einweichen.
2. Zugedeckt in frischem Wasser 1 Stunde bei schwacher Hitze garen.
3. Zwiebeln schälen und in Längsspalten schneiden. Paprika waschen und in Streifen schneiden. Das Öl in einem großen, backofentauglichen Topf erhitzen und die Zwiebel- und Paprikastreifen mit dem zerdrückten Knoblauch zugeben und andünsten.
4. Mit Rosmarin, Salz und Cayennepfeffer kräftig würzen und das Lorbeerblatt zugeben.
5. Die Bohnen mit dem Bohnenwasser zufügen.
6. Crème fraîche und Tomatenmark unterrühren und auf der untersten Schiene im Backofen bei 175 °C weitere 90 Minuten garen.

→ **Tipp**

Wenn Sie einen empfindlichen Darm haben, empfiehlt es sich immer, Bohnen nach dem Einweichen zu waschen und in frischem Wasser zu kochen.

i Energie 397 kcal / Fett 17 g / Eiweiß 21 g / Ballaststoffe 23 g / Kohlenhydrate 40 g

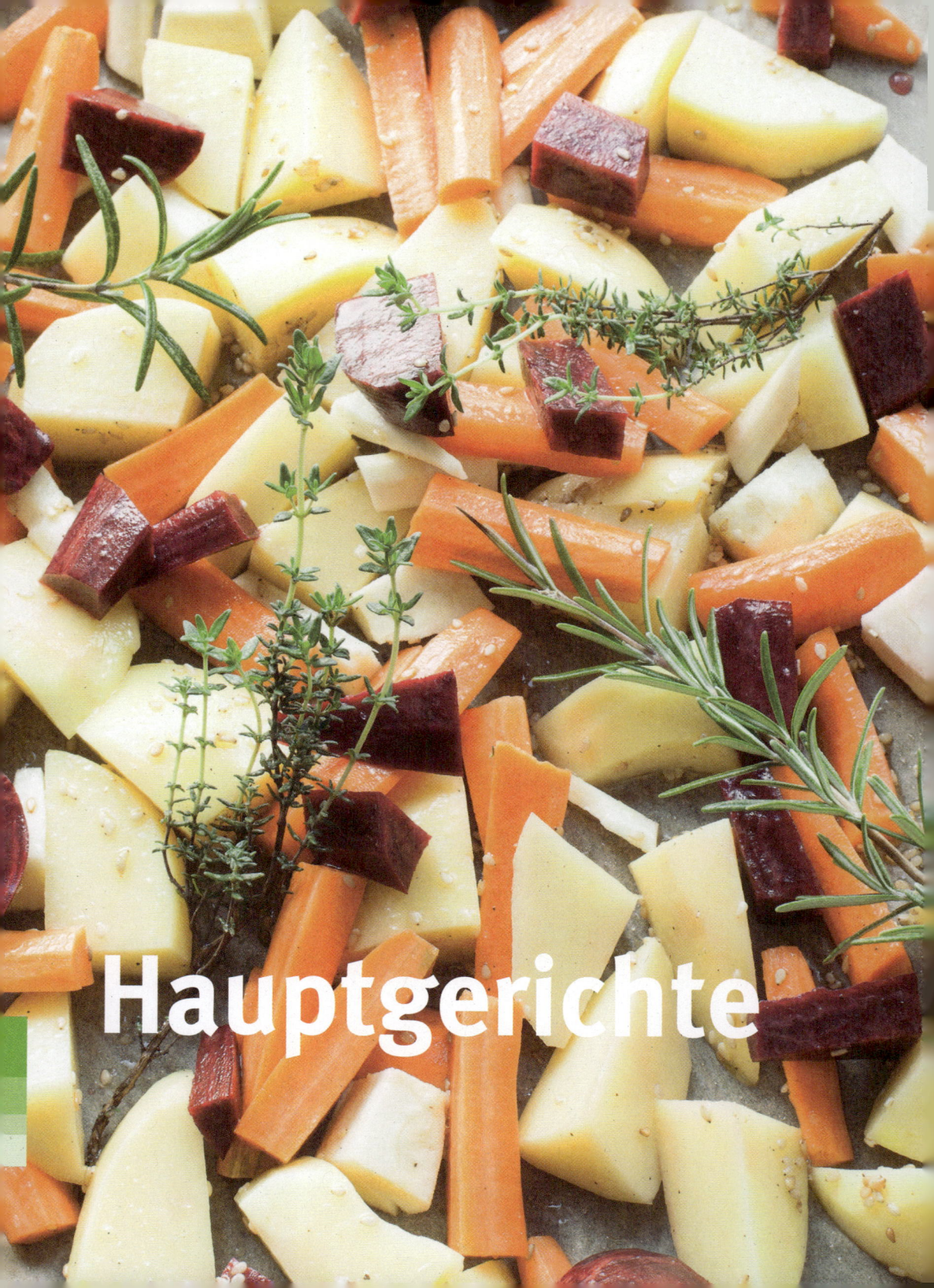

Hauptgerichte

Gemüse-Reis-Pfanne

Grundrezept

1 Zwiebel
1 Knoblauchzehe
3 TL Olivenöl
100 g Naturreis
250 ml Wasser
300–400 g Gemüse
(z.B. Möhren, Brokkoli,
Lauch, Paprika, Zucchini,
Spitzkohl)
Salz, Pfeffer, Curry
frische Kräuter
(z.B. Petersilie, Schnittlauch)

1. ½ Zwiebel und den Knoblauch schälen, fein hacken und in 2 TL Öl andünsten.
2. Den Reis im Sieb unter heißem Wasser waschen, zu den gedünsteten Zwiebeln geben, durchrühren, mit Wasser angießen, aufkochen und den Reis bei geringer Hitze 30–40 Minuten garen.
3. Die andere ½ Zwiebel und das Gemüse würfeln.
4. Zwiebel in 1 TL Öl andünsten, das Gemüse portions-weise zugeben, zunächst Möhren, Brokkoli, Lauch, ca. 5 Minuten dünsten, zuletzt Paprika, Zucchini und Spitzkohl, weitere 5 Minuten dünsten.
5. Zum Schluss Gemüse und Reis vermischen und mit den Gewürzen und frischen Kräutern abschmecken.

→   **Varianten**

150 g Putenfilet würfeln, anbraten und zugeben.
100 g Lachsfilet würfeln und in den letzten 10 Minuten zum Gemüse geben und mit garen.
150 g Räuchertofu würfeln und zum Schluss zugeben.
100 g frische oder 25 g getrocknete Pilze (eingeweicht) zugeben.

Energie 195 kcal / Fett 8 g / Eiweiß 6 g / Ballaststoffe 6 g / Kohlenhydrate 22 g

Gefüllte Veggie-Paprikaschoten

1 Möhre
50 g Zartweizen (vor-
gegart)
1 EL Rapsöl
250 ml Gemüsebrühe
1–2 Frühlingszwiebeln
50 g Käse, 45 % Fett i. Tr.
(z. B. Gouda, Emmen-
taler)
4 EL Magerquark
½ Bund gehackte Peter-
silie
Salz, Pfeffer
2 Paprikaschoten, rot
oder gelb
1 TL Butter oder Marga-
rine
2 EL Weizenvollkornmehl
40 ml Sahne
200 ml Milch
1 TL Senf

1. Möhre schälen, vierteln und in dünne Scheiben schneiden oder grob raspeln.
2. Zartweizen in Öl andünsten, Möhren zugeben, mit 125 ml Gemüsebrühe ablöschen und 10 Minuten garen.
3. Frühlingszwiebeln in Ringe schneiden, diese mit 25 g Käse, Magerquark und der Hälfte der gehackten Petersilie unter die Weizenmasse rühren, mit Salz und Pfeffer würzen.
4. Paprikaschoten längs halbieren und mit der Weizenmischung füllen. Diese in eine gefettete Auflaufform setzen, mit dem restlichen Käse bestreuen, die restliche Brühe dazugeben und zugedeckt im Ofen bei 200 °C ca. 25 Minuten garen.
5. Abdeckung entfernen und weitere 10 Minuten backen.
6. Für die Soße Mehl in Butter oder Margarine anschwitzen, mit Sahne und Milch ablöschen und 1 Minute kochen.
7. Soße mit Salz, Pfeffer, Senf und der restlichen Petersilie würzen und zu den Paprikaschoten servieren.

→ **Variante**
Statt Zartweizen eignet sich auch Bulgur oder Naturreis hervorragend für die Füllung.

ⓘ Energie 490 kcal / Fett 28 g / Eiweiß 22 g / Ballaststoffe 10 g / Kohlenhydrate 33 g

Gemüsepizza

Ergibt zwei kleine Pizzen

Für den Teig:
1/8 l lauwarmes Wasser
10 g frische Hefe oder
½ Pck. Trockenhefe
1 Prise Zucker
200 g Dinkel- oder Weizenvollkornmehl
1 TL Meersalz
1 EL Olivenöl oder Rapsöl
Für den Belag:
1 kl. Dose Tomaten in Stücken
Oregano
300 g Gemüse nach Wahl (Champignons, Paprika, Brokkoli, Zucchini, frische Tomaten, Spinatblätter)
125 g Mozzarella
Basilikum

1. Für den Teig in einer Schüssel ⅛ l lauwarmes Wasser, die Hefe und eine Prise Zucker verrühren. Das Mehl einrühren, Salz und Öl dazugeben und den Teig mit den Knethaken des Handrührgeräts oder von Hand so lange kneten, bis er geschmeidig ist und sich von der Schüssel löst. Den Teig 20–30 Minuten an einem warmen Ort gehen lassen.
2. Aus dem Pizzateig zwei kleine runde Pizzaböden formen, die am Rand etwas dicker sind, und auf ein gefettetes Backblech legen.
3. Tomatenstücke, falls nötig, in einem Sieb abtropfen lassen und auf dem Teig verteilen.
4. Mit Oregano würzen.
5. Klein geschnittenes Gemüse darauflegen.
6. Den Käse in dünne Scheiben schneiden und darauf verteilen. Noch einmal mit Oregano und nach Geschmack mit Basilikum bestreuen.
7. Im vorgeheizten Backofen bei 200 °C ca. 15–20 Minuten auf mittlerer Schiene backen.

ⓘ Energie 590 kcal / Fett 22 g / Eiweiß 27 g / Ballaststoffe 14 g / Kohlenhydrate 65 g

Frühlingsgemüse mit Kichererbsenbällchen und Kräutercreme

Für die Kichererbsen-bällchen:

120 g Kichererbsen, ge-kocht (Konserve)
1 Schalotte oder kleine Zwiebel
3–4 getrocknete Toma-ten
2 EL Weizenvollkornmehl
½ TL Backpulver
2 EL frisch gehackte Petersilie
Salz, Pfeffer, Kurkuma
1 EL Rapsöl

Für das Gemüse:

1 Kohlrabi
300 g kleine junge Möh-ren
200 g Brokkoli
120 ml Gemüsebrühe
2 Frühlingszwiebeln
Salz, Pfeffer
1 EL Rapsöl

Für die Kräutercreme:

125 g Ricotta
100 g Magerquark
1 Knoblauchzehe
2 EL gemischte, gehackte Kräuter

1. Kichererbsen über einem Sieb abtropfen lassen.
2. Schalotte bzw. Zwiebel und getrocknete Tomaten in feine Würfel schneiden.
3. Zu den abgetropften Kichererbsen Mehl und Backpulver geben und alles mit dem Mixstab fein pürieren. Die Tomaten-Zwiebel-Würfel unterheben und alles mit gehackter Petersilie, Salz, Pfeffer und einer Msp. Kurkuma abschmecken. Masse zu kleinen Bällchen formen.
4. Für das Gemüse Kohlrabi schälen und in Stifte schnei-den. Möhren ebenfalls in Stifte schneiden. Brokkoli in Röschen teilen.
5. Kohlrabi- und Möhrenstifte 2 Minuten in Öl andüns-ten, zum Schluss die Brokkoliröschen zugeben und mit wenig Brühe ablöschen. Dann noch ca. 8 Minuten ga-ren, bei Bedarf Brühe nachgießen.
6. Frühlingszwiebeln in Ringe schneiden, untermischen, weitere 1–2 Minuten garen. Mit Salz und Pfeffer würzen.
7. Kichererbsenbällchen in Rapsöl von allen Seiten braten.
8. Für die Kräutercreme Ricotta und Quark verrühren. Knoblauchzehe zerdrücken. Zusammen mit den Kräu-tern unter die Creme rühren und mit Salz und Pfeffer würzen.
9. Gemüse mit der Kräutercreme und den Kichererbsen-bällchen servieren.

ℹ Energie 480 kcal / Fett 19 g / Eiweiß 28 g / Ballaststoffe 15 g / Kohlenhydrate 42 g

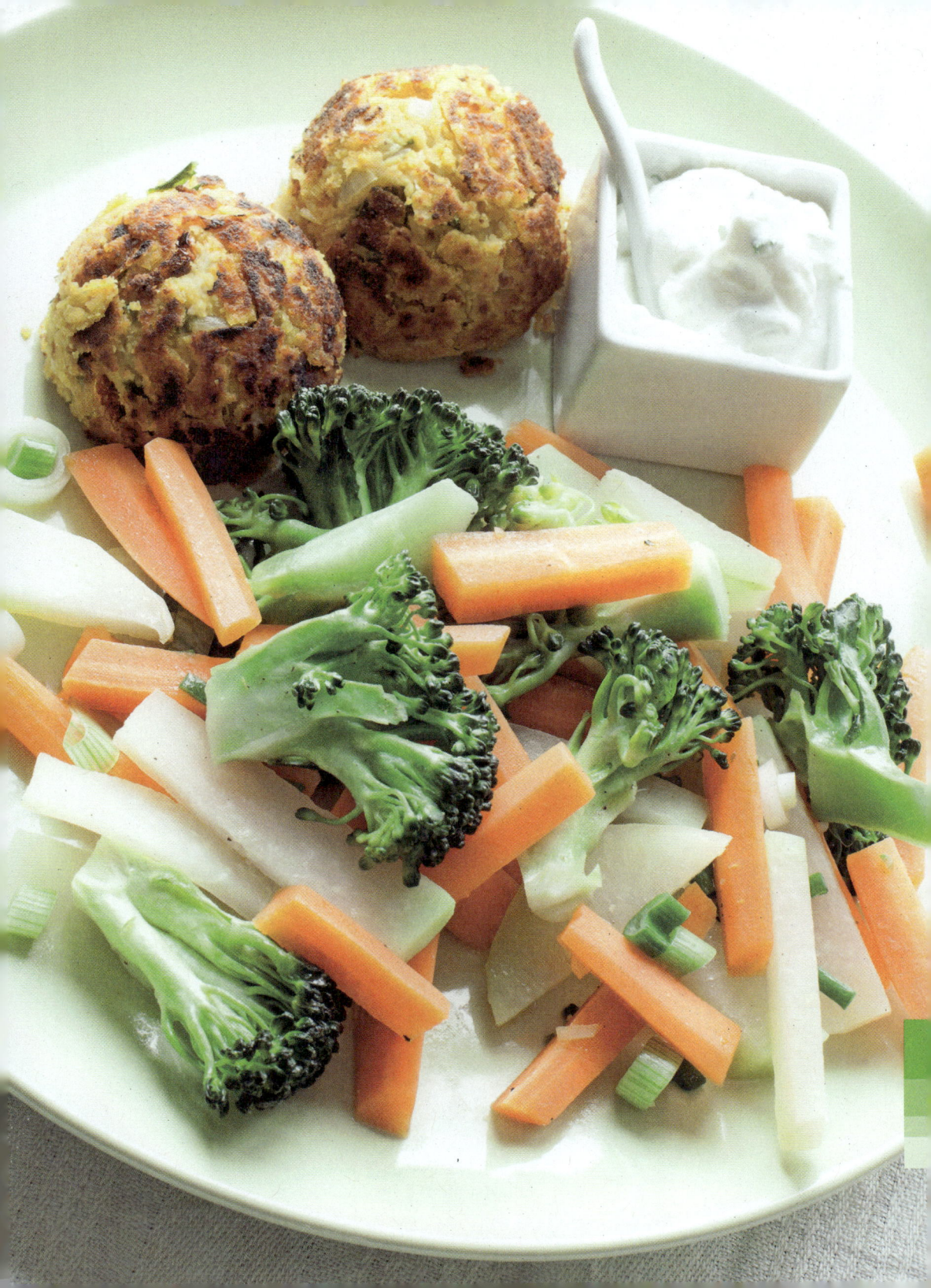

Herzhafte Pfannkuchen mit Spinatfüllung

Für die Pfannkuchen:
2 Eier
150 g Weizenvollkorn-
mehl
200 ml Milch
Salz, Pfeffer
1 EL Rapsöl
Für die Füllung:
300 g frischer Spinat
(alternativ: Tiefkühlware)
1 Zwiebel
1 Knoblauchzehe
1 TL Rapsöl
Gemüsebrühe, bei
Bedarf
Salz, Pfeffer, Muskat
75 g Schafskäse
2 EL Sahne

1. Die Eier schaumig schlagen, das Mehl und die Milch dazu geben und mit Salz und Pfeffer würzen.
2. Den Teig 30 Minuten quellen lassen.
3. Währenddessen den Spinat putzen und waschen. Die Zwiebel und den Knoblauch fein würfeln und beides in 1 TL Rapsöl anschwitzen, Spinat zugeben und 5–10 Minuten bei wenig Hitze garen. Nach Bedarf etwas Gemüsebrühe zugeben. Mit Pfeffer, Salz und Muskat abschmecken.
4. Nun in heißem Rapsöl 4 dünne Pfannkuchen backen.
5. Die Pfannkuchen mit dem Spinat und den Schafskäsewürfeln füllen, in eine feuerfeste Form legen, mit etwas Sahne beträufeln und 10 Minuten bei 200 °C überbacken.

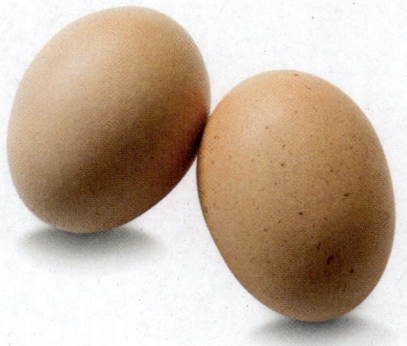

ⓘ Energie 640 kcal / Fett 32 g / Eiweiß 30 g / Ballaststoffe 11 g / Kohlenhydrate 53 g

Chili sin carne

1 Zwiebel
1 Peperoni
1 Möhre
1 kl. Stange Lauch
1 kl. rote Paprikaschote
1 kl. grüne Paprikaschote
2 EL Rapsöl oder Olivenöl
½ Msp. Kreuzkümmel-
samen
200 g Kidneybohnen
(Konserve)
2 EL Tomatenmark
400 g passierte Tomaten
Salz, Pfeffer
1 Knoblauchzehe,
Paprikapulver
2 EL frische Kräuter (z.B.
Basilikum, Petersilie)

1. Zwiebel und Peperoni fein hacken, Möhren und Lauch in Scheiben schneiden, Paprikaschoten würfeln.
2. Das Öl in einem Topf oder einer Pfanne erhitzen und Zwiebel und Peperoni mit Kreuzkümmelsamen andünsten. Zunächst die Möhren dazugeben, nach ca. 7 Minuten die Paprikawürfel und den Lauch mitdünsten. Evtl. etwas Wasser zugeben.
3. Zum Schluss die abgetropften Bohnen und das Tomatenmark hinzugeben. Mit passierten Tomaten auffüllen und bei kleiner Hitze ca. 10 Minuten köcheln lassen. Mit Salz, Pfeffer, gepresster Knoblauchzehe und Paprikapulver abschmecken.
4. Mit gehackten Kräutern servieren.

→ **Varianten**
Schmeckt auch mit gekochten weißen Bohnen anstatt mit Kidneybohnen.
50 g Rinderhackfleisch anbraten und dazugeben.

ℹ Energie 290 kcal / Fett 14 g / Eiweiß 10 g / Ballaststoffe 12 g / Kohlenhydrate 29 g

Mariniertes Gemüse

2 Möhren
1 kleine Fenchelknolle
1 kleine Zucchini
1 EL Olivenöl
1–2 Knoblauchzehen
125 ml Gemüsebrühe
Saft einer halben Zitrone
2 Pfefferkörner
1 Lorbeerblatt
1 Thymianzweig
Petersilie, Salz
1 Tomate
Balsamicoessig
½ TL Honig

1. Möhren, Fenchel und Zucchini in Stifte schneiden und Knoblauch hacken.
2. Öl erhitzen und das Gemüse darin anbraten. Gehackten Knoblauch dazugeben.
3. Mit Gemüsebrühe aufgießen, Zitronensaft und Gewürze dazugeben und 6–8 Minuten bissfest garen.
4. Das Gemüse herausnehmen und auf einer Platte anrichten.
5. Die kleingewürfelte Tomate unter das Gemüse heben.
6. Den Sud ohne Deckel auf die Hälfte der Menge einkochen lassen, mit Essig und Honig abschmecken und über das Gemüse gießen. Ziehen lassen. Lauwarm servieren.

ℹ️ Energie 155 kcal / Fett 8 g / Eiweiß 4 g / Ballaststoffe 6 g / Kohlenhydrate 14 g

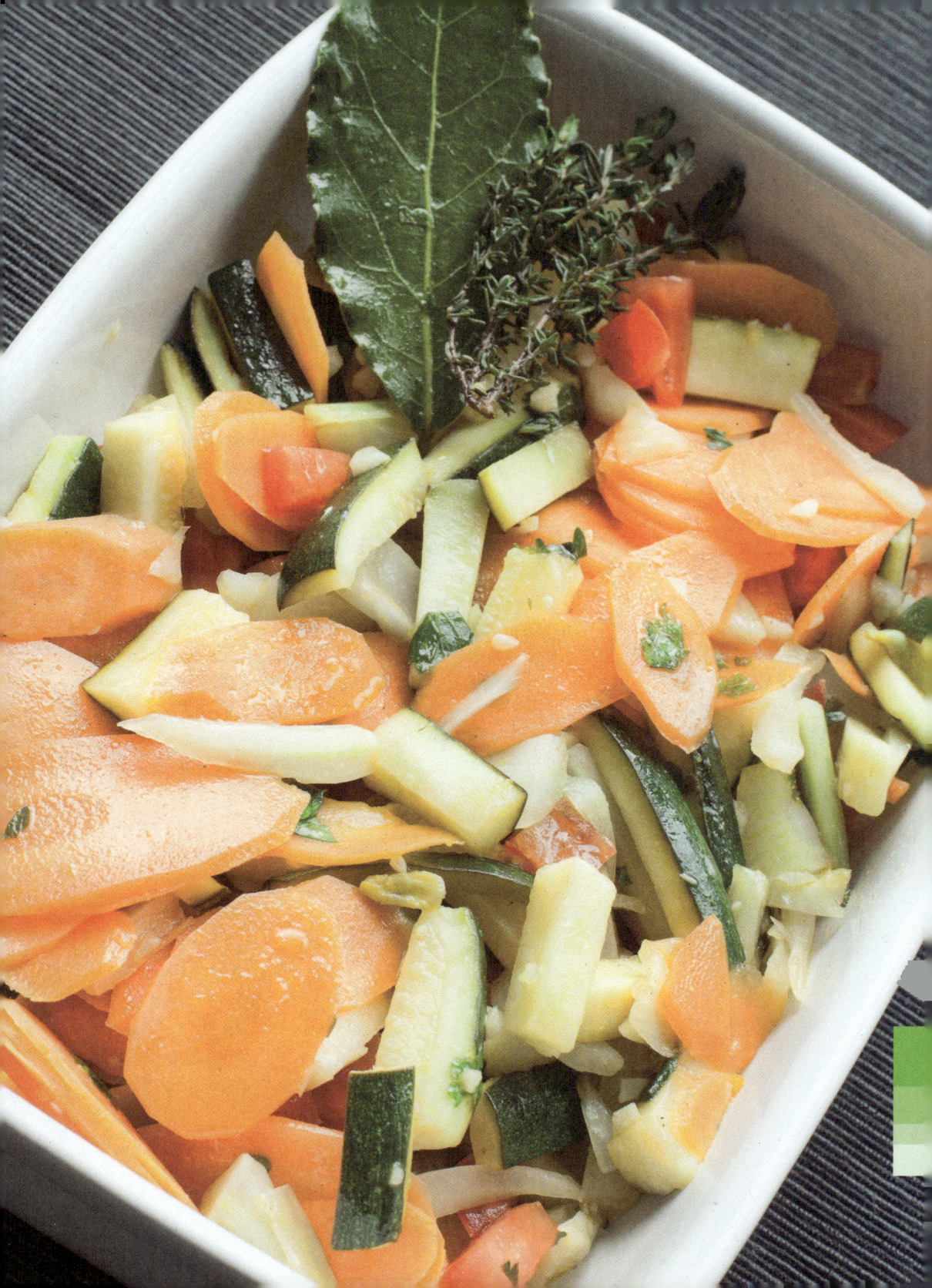

Pilz-Kartoffel-Pfanne

500 g Kartoffeln
500 g Pilze (z. B. Champignons, Saitlinge, Austernpilze)
1 Stange Lauch
1 EL Rapsöl
2 EL Tomatenmark
2 Knoblauchzehen
Paprikapulver, Thymian, Salz, Pfeffer
2 EL frisch gehackte Petersilie

1. Kartoffeln mit Schale kochen.
2. Pilze und Lauch in Scheiben schneiden. Öl in einer großen Pfanne erhitzen und erst Pilze, dann Lauch zugeben, salzen und 5–10 Minuten dünsten. Falls die Pilze kein Wasser abgeben, etwas Wasser angießen. Mit 2 EL Tomatenmark abbinden und mit gepresstem Knoblauch, Paprikapulver, Thymian, Salz und Pfeffer abschmecken.
3. Kartoffeln pellen, in große Würfel schneiden und zur Pilzpfanne geben, ca. 5 Minuten durchziehen lassen. Mit frisch gehackter Petersilie bestreut servieren.

→ **Variante**

Besonders würzig wird die Pilz-Kartoffel-Pfanne mit geräuchertem Tofu. Dazu 150 g geräucherten Tofu mit Salz und Paprikapulver würzen, in kleine Würfel schneiden und in 1 EL Rapsöl anbraten.

ⓘ Energie 315 kcal / Fett 7 g / Eiweiß 16 g / Ballaststoffe 9 g / Kohlenhydrate 43 g

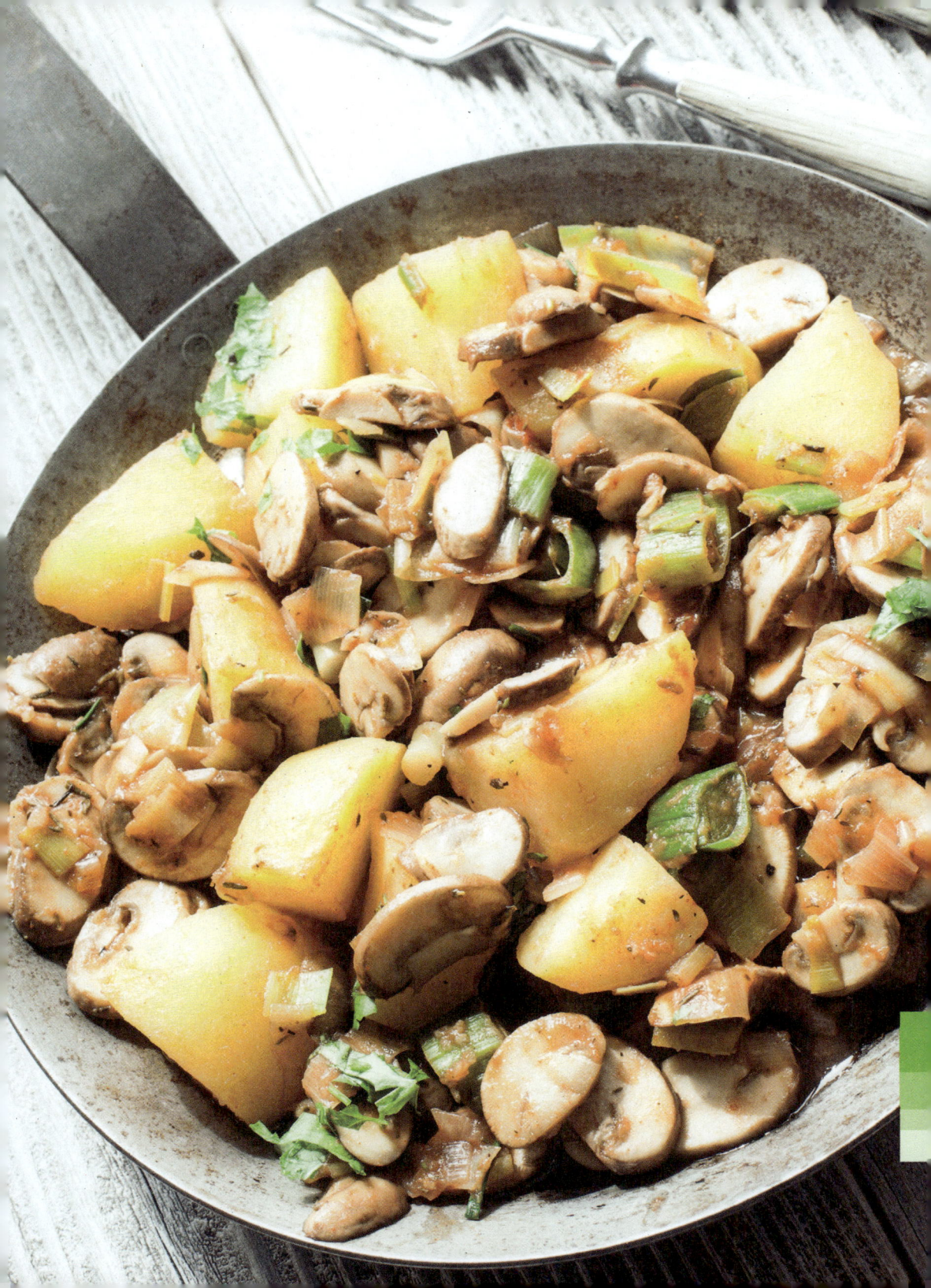

Knusprige Gemüsepuffer

2 Möhren
½ Pastinake
200 g Kürbis (Hokkaido, Butternut oder Bischofsmütze)
1 Ei
2 EL Vollkornsemmel- brösel oder Vollkornmehl
Salz, Pfeffer
1 EL Petersilie, fein gehackt
1 EL Rapsöl

1. Gemüse mittelfein raspeln und mit dem Ei und den Semmelbröseln bzw. dem Mehl mischen. Mit Salz und Pfeffer würzen. Gehackte Petersilie dazugeben.
2. Öl in einer Pfanne erhitzen, jeweils einen Esslöffel Masse in die Pfanne setzen, flach drücken und von beiden Seiten gut ausbacken.
3. Hierzu passen Pellkartoffeln und ein Kräuterquark gut.

→ **Variante**

Statt Möhren und Pastinake Zucchini und Sellerie verwenden.

→ **Tipp**

Hokkaido muss nicht geschält werden. Butternut sollte bei kurzer Garzeit geschält werden. Bei der Bischofsmütze das Fruchtfleisch aus dem Kürbis schneiden, die Schale ist nicht essbar.

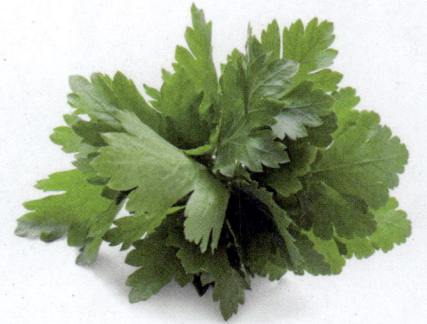

ⓘ Energie 220 kcal / Fett 10 g / Eiweiß 7 g / Ballaststoffe 7 g / Kohlenhydrate 22 g

Bauernfrühstück vegetarisch

3 Kartoffeln
300 g Spinat, TK (oder
600 g frisch)
1 Zwiebel
2 Knoblauchzehen
1 EL Rapsöl oder Olivenöl
1 Ei
100 ml Milch
20 g Emmentaler, 45 %
Fett i. Tr., gerieben
Salz, Pfeffer, Muskat

1. Kartoffeln mit Schale kochen.
2. Spinat auftauen oder frischen Spinat waschen und klein schneiden.
3. Kartoffeln pellen und in Scheiben schneiden. Mit der gewürfelten Zwiebel und dem klein geschnittenen Knoblauch in Öl andünsten.
4. Ei schaumig schlagen, Spinat, Milch und Käse unterrühren, würzen und über die Kartoffeln geben.
5. Das Ganze 10–15 Minuten zugedeckt bei schwacher Hitze garen.

→ **Variante**
Statt Spinat können auch Tomaten oder Zucchini verwendet werden. Dann 50 g Emmentaler zugeben.

ⓘ Energie 270 kcal / Fett 13 g / Eiweiß 15 g / Ballaststoffe 4 g / Kohlenhydrate 21 g

Buntes Gemüse mit Kartoffeln vom Blech

2 EL Olivenöl
2 EL frisch gepresster
Orangensaft (alternativ:
Zitronensaft)
Salz, Pfeffer, grob
gemahlen
400 g Kartoffeln
2 Möhren
1 Pastinake
1 kleine Rote Bete
1 EL Sesam- oder
Schwarzkümmelsamen

1. Für die Marinade in einer großen Schüssel Olivenöl mit Orangensaft, Salz und Pfeffer vermischen.
2. Kartoffeln, Möhren und Pastinake schälen, der Länge nach vierteln und in etwa gleich große Stücke schneiden. Mit dem Sesam in die Marinade geben und gut vermischen.
3. Die Mischung auf ein Backblech geben.
4. Rote Bete schälen, in Achtel teilen, in der restlichen Marinade wenden und ebenfalls auf das Backblech legen.
5. Im Backofen bei 200 °C etwa 30 Minuten backen, bis das Gemüse gar ist.

→ Tipp

Als Dip passt die Kichererbsenpaste von → Seite 135 gut dazu. Die Paste dann mit etwas Orangen- und Zitronensaft bzw. Wasser verdünnen.

→ Variante

Mit der Kräutercreme von → Seite 170 servieren!

ⓘ Energie 360 kcal / Fett 13 g / Eiweiß 6 g /
Ballaststoffe 8 g / Kohlenhydrate 21 g

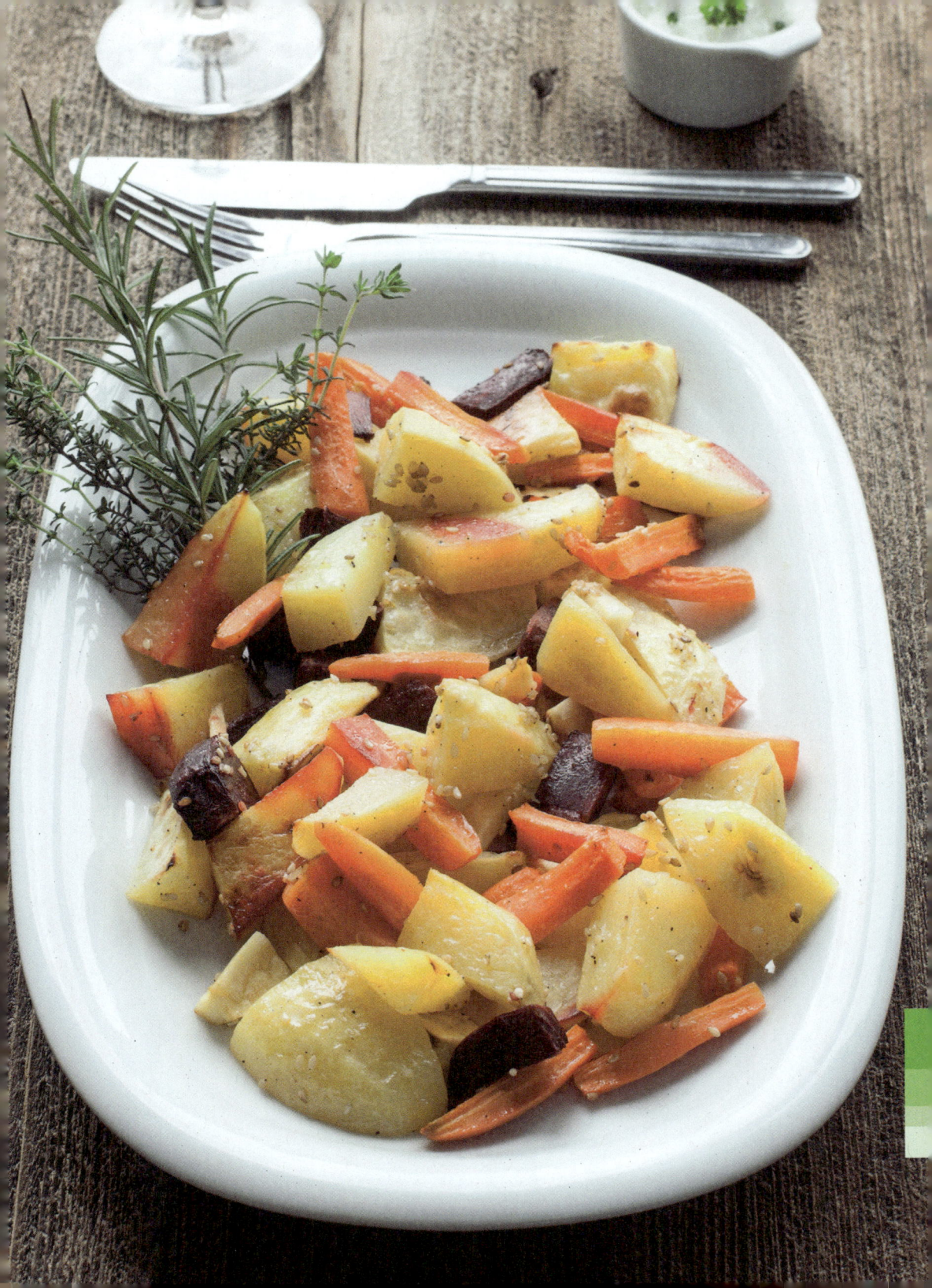

Schmorhähnchen mit Kurkuma

2 Hähnchenkeulen
(300 g)
2 TL frischer Zitronensaft
Salz, Paprikapulver
2 EL Rapsöl
1 große Zwiebel
1 Zucchini
200 g Tomaten
½ TL Kurkuma, gemahlen

1. Hähnchenkeulen abwaschen, trocken tupfen und mit Zitronensaft beträufeln. Mit Salz und Paprikapulver würzen.
2. In einer hohen Pfanne Rapsöl erhitzen. Hähnchenkeulen zugeben und von allen Seiten anbraten.
3. Zwiebel der Länge nach achteln, Zucchini in dicke Scheiben schneiden und Tomaten grob würfeln.
4. Hähnchenkeulen aus der Pfanne nehmen. Zwiebeln und Zucchini in die Pfanne geben, salzen und kurz andünsten. Kurkuma zugeben und unter Rühren kurz mitdünsten. Hähnchenkeulen mit Tomaten hinzufügen, evtl. etwas Wasser zugießen und bei geschlossenem Deckel und geringer Hitze etwa 30 Minuten schmoren lassen, bis das Fleisch gar ist. Vor dem Servieren mit Salz und Pfeffer abschmecken.
5. Dazu schmeckt gekochter Naturreis oder Couscous.

ℹ Energie 425 kcal / Fett 29 g / Eiweiß 31 g / Ballaststoffe 3 g / Kohlenhydrate 8 g

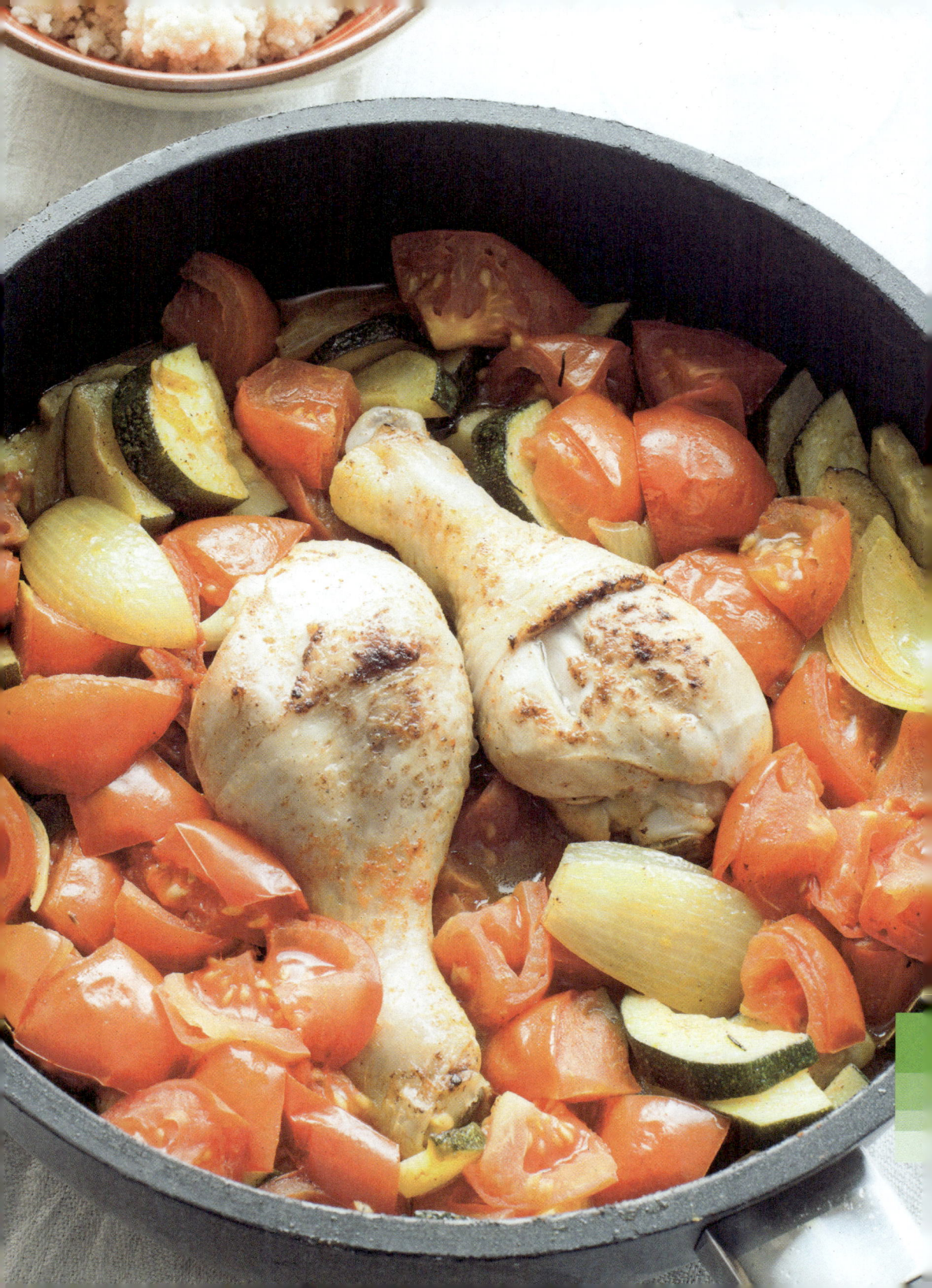

Nudeln mit Tomatensoße

Grundrezept

100 g Nudeln (Vollkorn)
1 Zwiebel
1 EL Rapsöl oder Olivenöl
5 Tomaten oder eine
Packung Tomaten-
püree, 250 g
Oregano oder Thymian
(frisch oder getrocknet)
1 TL Balsamicoessig oder
Sherry
Salz, Pfeffer, evtl. Knoblauch
2 EL geriebener Par-
mesan

1. Nudeln bissfest garen.
2. Zwiebel würfeln und in Öl andünsten.
3. Gewürfelte Tomaten oder Tomatenpüree und Kräuter zugeben und köcheln lassen.
4. Mit Essig oder Sherry und den Gewürzen abschmecken.
5. Soße über die Nudeln geben und mit Parmesan bestreuen.

→ Varianten

Zum Schluss 50 g gewürfelten Schafskäse und 25 g grüne Oliven ohne Kern zur Soße geben.

50 g rote Linsen kochen und zur Tomatensauce geben.

100 g Champignons in Scheiben schneiden und 5 Minuten vor dem Garende in der Soße mitkochen lassen.

½ gelbe Paprika und 1 Möhre in Würfel schneiden und mit der Zwiebel andünsten. Anschließend Tomaten oder Tomatenpüree zugeben.

 100 g Hackfleisch mit den Zwiebeln anbraten, anschließend Tomaten oder Püree zugeben.

Energie 300 kcal / Fett 11 g / Eiweiß 11 g / Ballaststoffe 8 g / Kohlenhydrate 35 g

Rigatoni mit Parmaschinken

100 g Rigatoni (Vollkorn)
1 Frühlingszwiebel
½ rote Paprika
½ gelbe Paprika
75 g Parma- oder Lachs-schinken
1 Knoblauchzehe
1 EL Olivenöl
50 g Frischkäse (mit Jo-ghurt oder Halbfettstufe)
50 ml Milch
1 EL Thymian, fein gehackt
Salz, Pfeffer

1. Rigatoni bissfest garen.
2. Frühlingszwiebel, Paprika und Schinken in Streifen schneiden, Knoblauch hacken.
3. Frühlingszwiebel im Olivenöl bei mittlerer Hitze glasig dünsten. Knoblauch und Paprikastreifen zufügen und 5 Minuten mitdünsten.
4. Frischkäse und Milch unterrühren.
5. Schinkenstreifen und Thymian zur Soße geben, salzen und pfeffern und zum Schluss die Nudeln unterheben.

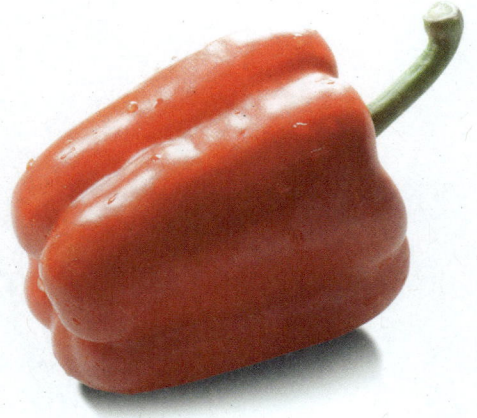

ⓘ Energie 410 kcal / Fett 18 g / Eiweiß 22 g / Ballaststoffe 8 g / Kohlenhydrate 37 g

Asiapfanne „Sommerpalast"

100 g Naturreis
150 g Tofu
2 EL Sojasoße
150 g Brokkoli
½ Bund Frühlings-
zwiebeln
200 g Weißkohl
2 Möhren
1 EL Rapsöl
50 g Sojabohnen-
sprossen
50 ml Gemüsebrühe
Salz, Pfeffer
Curry, Cayennepfeffer,
Paprikapulver

1. Reis nach Packungsanweisung garen.
2. Tofu in Würfel schneiden und mit 1 EL Sojasoße marinieren.
3. Brokkoli in Röschen, Frühlingszwiebeln in Ringe,
   Weißkohl in Streifen und Möhren in Scheiben schneiden.
4. Tofu in einer großen Pfanne in Öl anbraten, dann in
   eine Schüssel geben und beiseitestellen.
5. In der Pfanne das Gemüse unter Rühren bissfest dünsten. Sojabohnensprossen, Tofu, Sojasoße und Gemüsebrühe dazugeben und 5–7 Minuten köcheln lassen.
6. Mit Salz, Pfeffer, Curry, Cayennepfeffer und Paprikapulver abschmecken.
7. Asiapfanne mit dem Reis servieren.

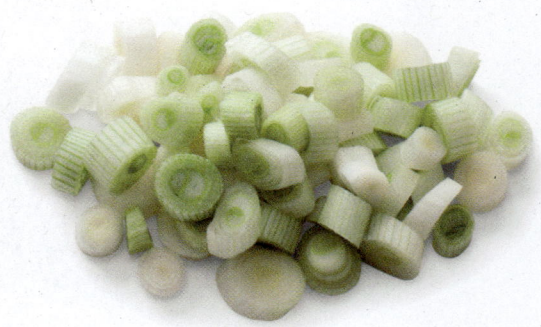

ℹ Energie 445 kcal / Fett 12 g / Eiweiß 22 g /
Ballaststoffe 12 g / Kohlenhydrate 56 g

Kabeljau in Safransoße

1 Möhre
100 g Sellerieknolle
½ Stange Lauch
1 Knoblauchzehe
1 EL Olivenöl
1 TL Zucker
50 ml Weißwein
125 ml Wasser
50 ml Sahne
½ TL Currypulver
½ TL Safranfäden
Salz, Pfeffer
4 Kabeljaufilets, je 80 g

1. Möhre, Sellerie und Lauch waschen, putzen und in feine Streifen schneiden. Knoblauch in feine Scheiben schneiden.
2. Gemüse und Knoblauch in heißem Öl andünsten. Zucker darüberstreuen, schmelzen lassen. Mit Wein ablöschen und mit Wasser und Sahne aufgießen. Sud mit Curry und Safran, Salz und Pfeffer würzen. Fischfilets hineinlegen und zugedeckt darin ca. 8 Minuten garen.
3. Fisch und Gemüse herausheben, auf zwei Tellern verteilen. Sud mit Salz und Pfeffer abschmecken und über Fisch und Gemüse verteilen.
4. Dazu Kartoffeln oder Reis servieren.

ℹ Energie 300 kcal / Fett 15 g / Eiweiß 30 g / Ballaststoffe 4 g / Kohlenhydrate 9 g

Fischfilet im Gemüsepäckchen

2 Fischfilets (z.B. Alaska-Seelachs mit MSC-Siegel), je etwa 180 g (frisch oder tiefgekühlt)
Saft einer halben Zitrone
Salz, Pfeffer
1 kleine Stange Lauch
3 TL Rapsöl
1–2 Schalotten
2 Tomaten
½ Bund Petersilie, fein gehackt
außerdem:
1 Bogen Backpapier

1. Fischfilets mit Zitronensaft beträufeln und mit Salz und Pfeffer würzen.
2. Lauch in feine Streifen schneiden und in 2 TL Öl unter mehrmaligem Wenden etwa 3 Minuten dünsten. Mit Salz und Pfeffer würzen.
3. Backofen auf 200 °C vorheizen.
   Schalotten in feine Würfel schneiden und in 1 TL Öl andünsten.
4. Backpapier halbieren und die Stücke auf einer Arbeitsfläche ausbreiten. Die Lauchstreifen jeweils darauf verteilen und je 1 Fischfilet auf den Lauch legen.
5. Tomaten in kleine Würfel schneiden, mit den Schalotten und der gehackten Petersilie mischen und auf dem Fisch verteilen.
6. Das Backpapier zu Päckchen verschließen, also die Enden des Papiers jeweils wie bei einem Bonbon verdrehen, evtl. mit einem Zahnstocher feststecken und auf ein Backblech legen. Im vorgeheizten Ofen (200 °C) ca. 15–20 Minuten garen.

Energie 275 kcal / Fett 12 g / Eiweiß 37 g / Ballaststoffe 2 g / Kohlenhydrate 4 g

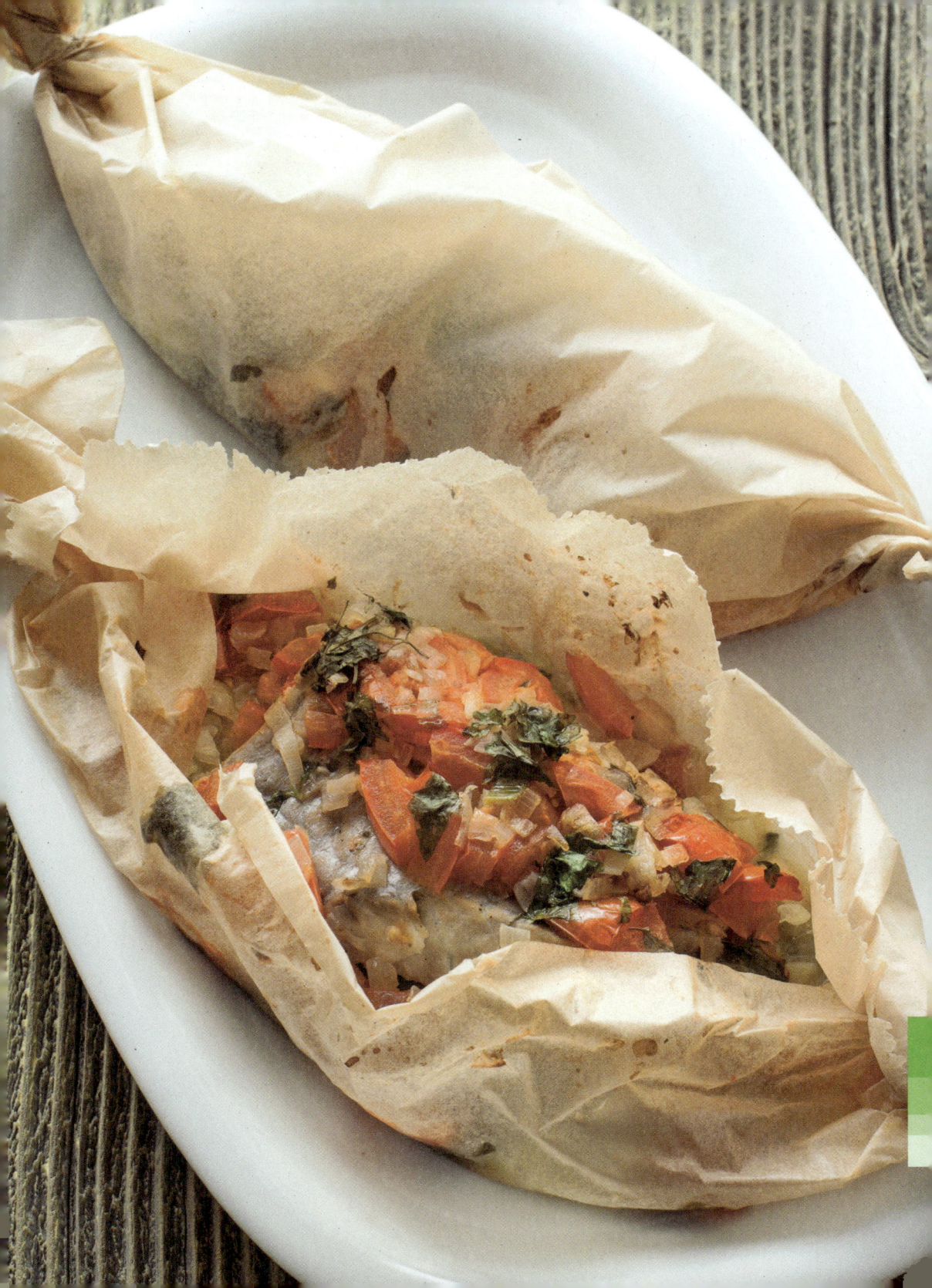

Schweinefilet in Balsamico

1 kleines Schweinefilet,
300 g
Salz, Pfeffer
1 TL Rosmarin, frisch
1 TL Thymian, frisch
1 Knoblauchzehe
3 EL Balsamicoessig
1 EL Olivenöl

1. Schweinefilet mit Salz und Pfeffer, Rosmarin, Thymian sowie der Knoblauchzehe einreiben, ca. 1 Stunde im Kühlschrank stehen lassen.
2. Backofen auf 180 °C vorheizen.
3. Filet in Öl von allen Seiten gut braun anbraten, mit dem Essig ablöschen. Kurz durchschmoren lassen.
4. Zusammen mit dem Schmorsud aus der Pfanne in eine Auflaufform legen und ca. 30 Minuten im Backofen garen.
5. Zum Servieren wird das Fleisch in dünne Scheiben geschnitten und mit dem Bratensud übergossen.
6. Dazu Reis oder Kartoffeln und einen Salat servieren.

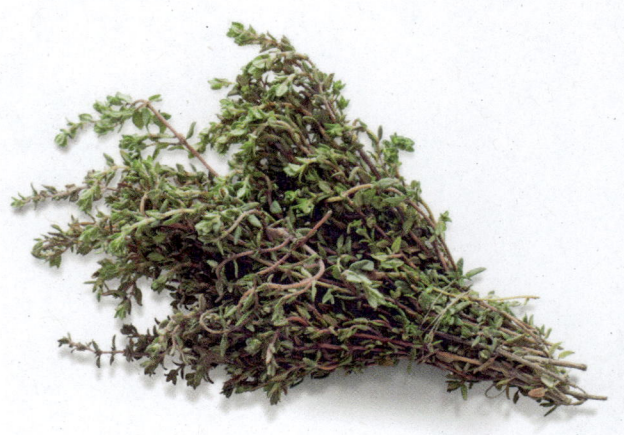

ℹ️ Energie 215 kcal / Fett 9 g / Eiweiß 33 g / Ballaststoffe 0 g / Kohlenhydrate 0 g

Wok-Gemüse mit Filetstreifen

250 g Rinderfilet
50 ml Sojasoße
1 TL Speisestärke
1 Paprika
80 g Zuckerschoten
80 g Mini-Maiskölbchen
aus dem Glas
2 EL Rapsöl
Salz, Pfeffer, Zucker
50 ml Wasser

1. Filet in dünne Streifen schneiden. Sojasoße mit Stärke verrühren und die Filetstreifen darin marinieren.
2. Gemüse putzen und klein schneiden.
3. Fleisch aus der Marinade nehmen und im Wok oder einer großen Pfanne in heißem Öl anbraten. Herausnehmen und beiseitestellen. Vorbereitetes Gemüse ebenfalls im Wok anbraten.
Dabei mit Salz, Pfeffer und etwas Zucker würzen. Wasser dazugießen, Fleisch samt restlicher Marinade hinzufügen und unterheben. Alles erhitzen.
4. Dazu Kartoffeln oder Reis servieren.

Energie 395 kcal / Fett 17 g / Eiweiß 32 g / Ballaststoffe 4 g / Kohlenhydrate 26 g

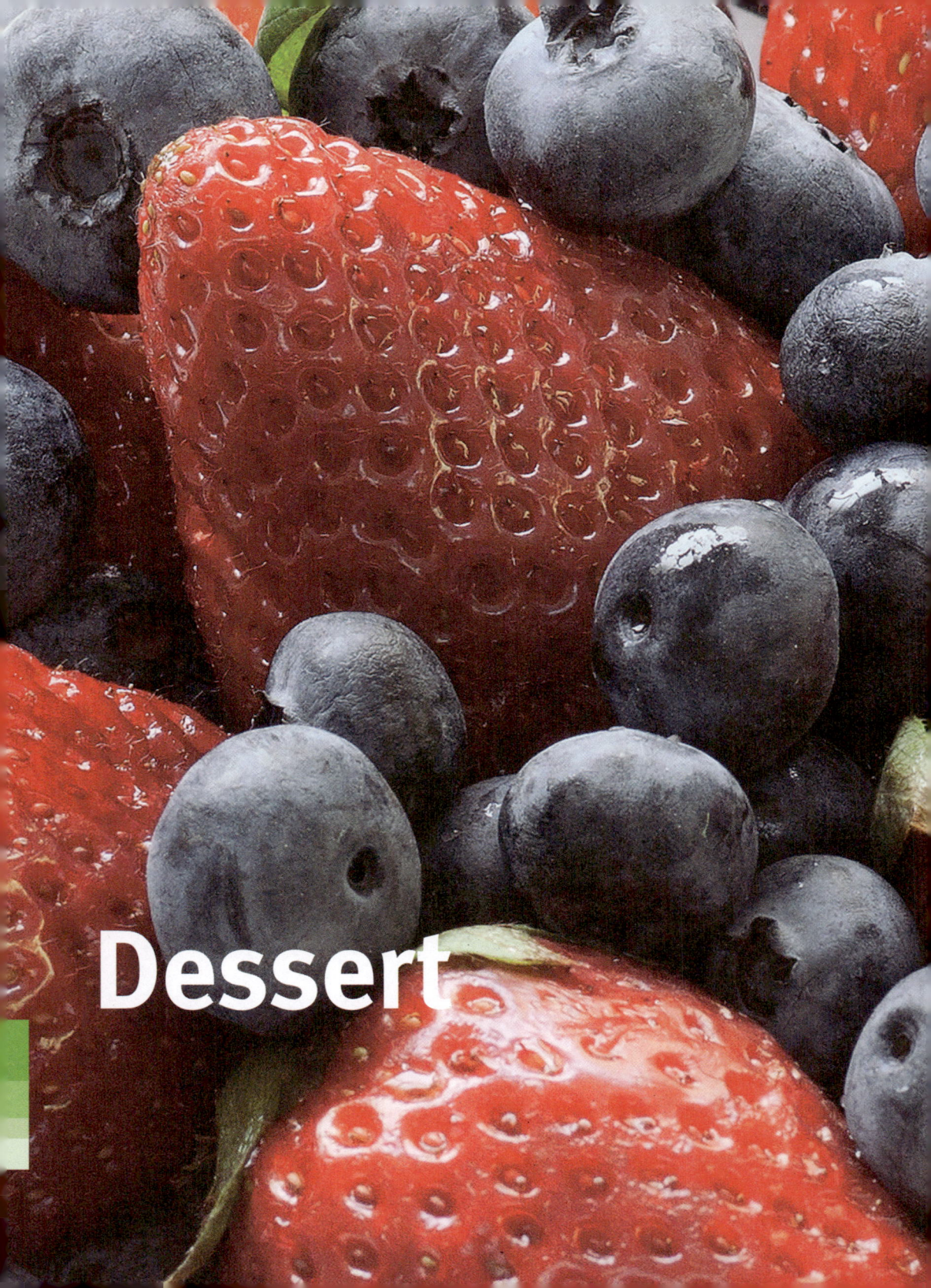

Dessert

Obstsalat

Grundrezept

400 g Obst nach Saison (z.B. Äpfel, Bananen, Erdbeeren, Heidelbeeren, Trauben, Honigmelone)

2 TL Honig

2 EL Zitronensaft, frisch gepresst

1. Obst in Würfel schneiden.
2. Den Honig in ½ EL warmem Wasser auflösen, mit Zitronensaft vermischen und über den Salat geben.

➞   **Varianten**

Mit ½ EL gehackten Nüssen oder Mandeln bestreuen.

Mit ½ EL Kokosflocken bestreuen.

Mit ½ EL geriebener Bitterschokolade bestreuen.

Mit einer Soße aus 25 g Joghurt, 1 TL Sherry und 1 Msp. Vanillemark übergießen.

ⓘ Energie 140 kcal / Fett 0 g / Eiweiß 1 g / Ballaststoffe 3 g / Kohlenhydrate 33 g

Beerenquarkcreme „Schneewittchen"

250 g frische rote Beeren oder anderes Obst (Nektarinen, Trauben, Pflaumen)
200 g Magerquark
Mineralwasser
2 EL brauner Zucker

1. Beeren bzw. klein geschnittenes Obst in eine Auflaufform geben.
2. Quark mit Mineralwasser cremig rühren und über die Früchte streichen.
3. Braunen Zucker darüberstreuen und für ein paar Stunden kühl stellen.

→ **Variante**
1 EL Magerquark durch 2 EL Sahne ersetzen.

→ **Tipp**
Lässt sich hervorragend am Tag zuvor zubereiten.

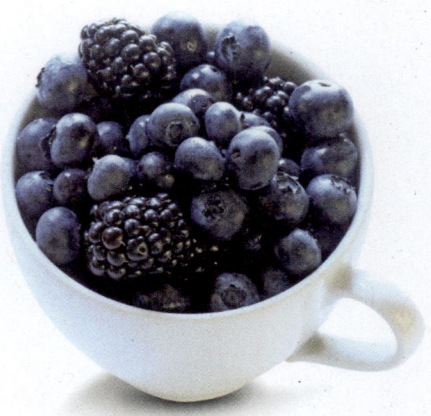

ℹ Energie 185 kcal / Fett 0 g / Eiweiß 15 g /
Ballaststoffe 2 g / Kohlenhydrate 30 g

Rote Grütze

125 ml roter Traubensaft
1 EL Zucker
1 EL Speisestärke
125 g frische gemischte
Beeren oder Tiefkühl-
beeren

1. 3 EL vom Traubensaft abnehmen und mit dem Stärke-
   mehl glatt rühren. Den übrigen Traubensaft mit dem
   Zucker aufkochen.
2. Angerührte Stärke in den kochenden Saft geben und
   erneut aufkochen.
3. Beeren dazugeben und unter Rühren erneut
   aufkochen. Zum Servieren in Gläser umfüllen.

→ **Varianten**

*Wenn keine Kinder mitessen, kann statt Traubensaft Rot-
wein verwendet werden.*

*Diese Grütze schmeckt auch gut mit gewürfelten Pfir-
sichen und Aprikosen. Dann statt rotem weißen Traubensaft oder Apfelsaft verwenden.*

→ **Tipp**

Dazu schmeckt eine Kugel Vanilleeis.

Energie 145 kcal / Fett 0 g / Eiweiß 1 g /
Ballaststoffe 1 g / Kohlenhydrate 35 g

Zimtäpfel mit Sahne

2 feste Äpfel, z.B. Berlepsch, Boskoop, Elstar
1 EL Haselnüsse
1 EL Rosinen
1 EL Zucker oder Honig
½ TL gemahlener Ceylon-Zimt
2 EL Sahne

1. Äpfel auf Wunsch schälen, entkernen (am besten mit einem Kugelbohrer) und in eine gefettete Backform legen.
2. Haselnüsse und Rosinen mischen und in die entkernten Äpfel füllen.
3. Zucker und Zimt mischen und 1 EL über die Apfelhälften streuen. Sahne mit einem Esslöffel darüberträufeln.
4. Im vorgeheizten Backofen bei 200 °C ca. 15–20 Minuten backen. Dann den restlichen Zimtzucker darüberstreuen, nochmals kurz in den Backofen schieben, bis der Zucker karamellisiert ist.

ℹ Energie 200 kcal / Fett 6 g / Eiweiß 2 g / Ballaststoffe 4 g / Kohlenhydrate 34 g

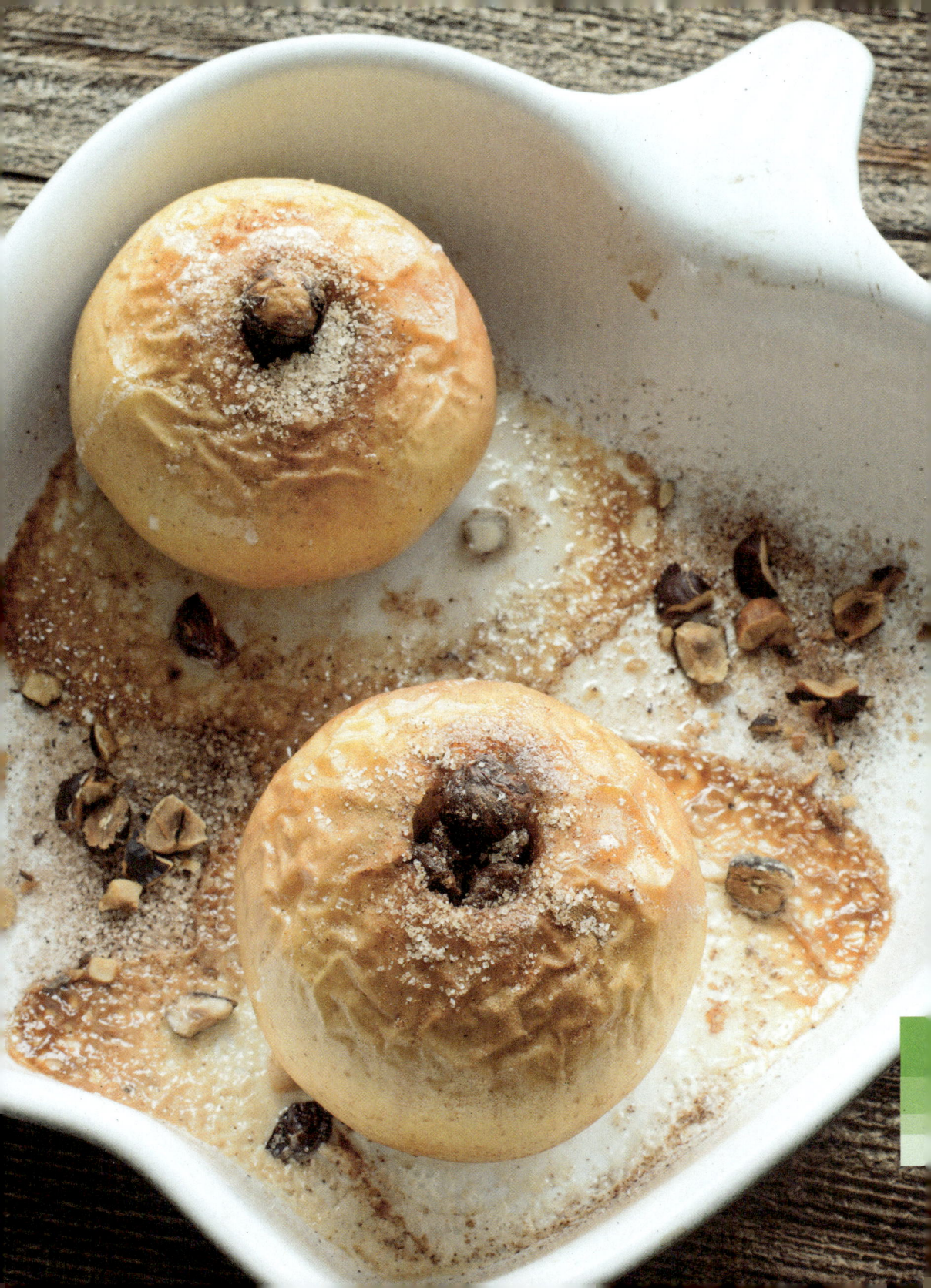

Buttermilch-Apfel-Waffeln

Ergibt 6 Stück

2 Eier
1–2 Prisen Vanillemark
1 Prise Zimt
2 EL Zucker oder Honig
1 Prise Salz
200 ml Buttermilch
1 Apfel gerieben
150 g Weizenvollkorn-
mehl, evtl. mit Type 405
gemischt
2 TL Backpulver

1. Ein Ei trennen und das Eiweiß schaumig schlagen.
2. Das Eigelb und das zweite Ei mit Vanillemark, Zimt, Zucker oder Honig und Salz schaumig schlagen. Die Buttermilch und den geriebenen Apfel unterrühren.
3. Das Mehl mit dem Backpulver vermischen und unterrühren. Dann den Eischnee unterheben und die Waffeln in einem Waffeleisen ausbacken.

→ **Varianten**
Statt Apfel Birne verwenden.
Dazu pürierte Beeren (z. B. Erdbeeren, Himbeeren, Brombeeren) servieren.
Die Waffeln mit der Beerenquarkcreme (→ Seite 194) füllen und aufrollen.

 Pro Stück
Energie 150 kcal / Fett 3 g / Eiweiß 6 g /
Ballaststoffe 3 g / Kohlenhydrate 23 g

Fruchtiger Käsekuchen

Ergibt 12 Stück

3 Eier
125 g Zucker oder Honig
750 g Magerquark
50 g Weizenvollkorn-
mehl, evtl. mit Type 405
gemischt
1 Prise Vanillemark
abgeriebene Schale
einer unbehandelten
Zitrone
Obst:
400 g Johannisbeeren
oder
300 g Sauerkirschen
(entsteint) oder
300 g Äpfel (in Spalten
geschnitten)

1. Eier trennen und das Eiweiß mit 20 g Zucker oder Honig steif schlagen.
2. Eigelb, Quark, Mehl, restlichen Zucker, Vanillemark
   und Zitronenschale mit dem Rührbesen glatt rühren.
3. Frische Beeren mit einem Esslöffel Mehl vermischen,
   das bindet die austretende Flüssigkeit und der Kuchen
   wird nicht matschig. Bei der Verwendung von Äpfeln
   ist dies nicht notwendig. Obst und zum Schluss das
   geschlagene Eiweiß unterheben.
4. Die Käsemasse in eine gefettete Springform (ø 26 cm)
   füllen und im vorgeheizten Backofen 60–70 Minuten
   bei 175 °C backen.

 Pro Stück
Energie 120 kcal / Fett 2 g / Eiweiß 11 g /
Ballaststoffe 1 g / Kohlenhydrate 14 g

Heidelbeermuffins

Ergibt 12 Stück

200 g Weizenvollkorn-
mehl, evtl. mit Type 405
gemischt
6 EL feine Haferflocken
2½ TL Backpulver
2 Eier
180 g brauner Zucker
oder Honig
120 ml Rapsöl
1 Prise Vanillemark
300 g Joghurt
200 g Heidelbeeren
(frisch oder TK oder aus
dem Glas)
Backform geölt oder
12 Papierbackförmchen

1. Mehl mit Haferflocken und Backpulver gut mischen.
2. In einer zweiten Schüssel die Eier aufschlagen und verquirlen, dann Zucker oder Honig, Öl, Vanillemark und Joghurt zugeben und gut verrühren.
3. Mehlmischung unterrühren; als Letztes die Heidelbeeren abtropfen lassen und vorsichtig unter den Teig heben.
4. Den Teig in die geölte Muffinform oder in Papierbackförmchen füllen, im vorgeheizten Backofen auf der mittleren Schiene bei 180 °C ca. 20–25 Minuten goldgelb backen.

→ **Tipp**

Heidelbeeren mit etwas Mehl bestäuben. Dann sinken sie nicht so leicht nach unten.

 Pro Stück
Energie 240 kcal / Fett 11 g / Eiweiß 5 g /
Ballaststoffe 3 g / Kohlenhydrate 30 g

Obsttorte

Ergibt 12 Stück

Für den Teig:
3 Eier
3 EL lauwarmes Wasser
60 g Zucker oder Honig
150 g Weizenvollkorn-
mehl, evtl. mit Type 405
gemischt
½ TL Backpulver
1 Prise Vanillemark
Für den Belag:
800 g Obst, z.B. Erd-
beeren, Sauerkirschen,
Himbeeren, Pfirsiche
1 Pck. Tortenguss
2 EL Zucker
250 ml Wasser

1. Eier trennen. Eiweiß steif schlagen. Eigelb mit Wasser und Zucker oder Honig schaumig schlagen, bis eine weißliche Crememasse entsteht.
2. Den Eischnee auf die Eigelbcreme geben und das mit dem Backpulver vermischte Mehl darüber sieben, Vanillemark zugeben und alles vorsichtig unter die Creme ziehen.
3. Die Masse in eine gefettete Springform (ø 26 cm) geben und im vorgeheizten Backofen 20 Minuten bei 175 °C backen. Auskühlen lassen.
4. Das Obst gleichmäßig darauf verteilen, dann den Tortenguss nach Packungsanweisung zubereiten und über das Obst verteilen.

→   Tipp

Wenn Sie Vanillemark aus Schoten nehmen, lassen sich die Schoten gut zur Herstellung von selbst gemachtem Vanillezucker weiterverwenden: 500 g Zucker mit 2–3 Vanilleschoten, ganz oder auch aufgeschnitten in ein verschließbares Gefäß geben und 1–2 Wochen durchziehen lassen. Die Schoten können mehrmals verwendet werden.

 Pro Stück
Energie 120 kcal / Fett 2 g / Eiweiß 4 g /
Ballaststoffe 2 g / Kohlenhydrate 20 g

Birnentarte mit Nussstreuseln

Ergibt 12 Stück

Für den Teig:
250 g Dinkel- oder Weizenvollkornmehl
60 g Vollrohrzucker
1 Prise Salz
125 g vegane Margarine
1–3 EL kaltes Mineralwasser
40 g Haselnüsse, fein gemahlen
1 EL Vollrohrzucker
Für den Belag:
700 g reife Birnen
1 EL Zitronensaft, frisch gepresst

1. Vollkornmehl mit Vollrohrzucker und Salz vermischen. Margarine klein schneiden und mit Wasser und Mehl zu einem glatten Teig verkneten. 2/3 des Teigs in eine Tarteform oder eine Springform (ø 26 cm) drücken und rundum einen niedrigen Rand hochziehen. Den Teig in der Form im Kühlschrank 30 Minuten kühl stellen.
2. Restlichen Teig mit Haselnüssen und 1 EL Zucker verkneten. Falls der Teig zu bröselig ist, noch etwas Margarine unterkneten und ebenfalls kühl stellen.
3. Birnen vierteln, entkernen und in schmale Spalten schneiden. Sofort mit Zitronensaft beträufeln. Die Spalten kreisförmig auf dem Teig anordnen.
4. Haselnussteig mit den Fingern zerkrümeln und auf den Birnen verteilen.
5. Tarte im vorgeheizten Backofen bei 200 °C ca. 25 Minuten backen.

→ **Varianten**
Statt mit Birnen schmeckt der Kuchen auch mit Äpfeln oder Aprikosen sehr gut.
Die Haselnüsse lassen sich problemlos durch Mandeln oder Walnüsse ersetzen.

 Pro Stück
Energie 215 kcal / Fett 11 g / Eiweiß 3 g /
Ballaststoffe 4 g / Kohlenhydrate 26 g

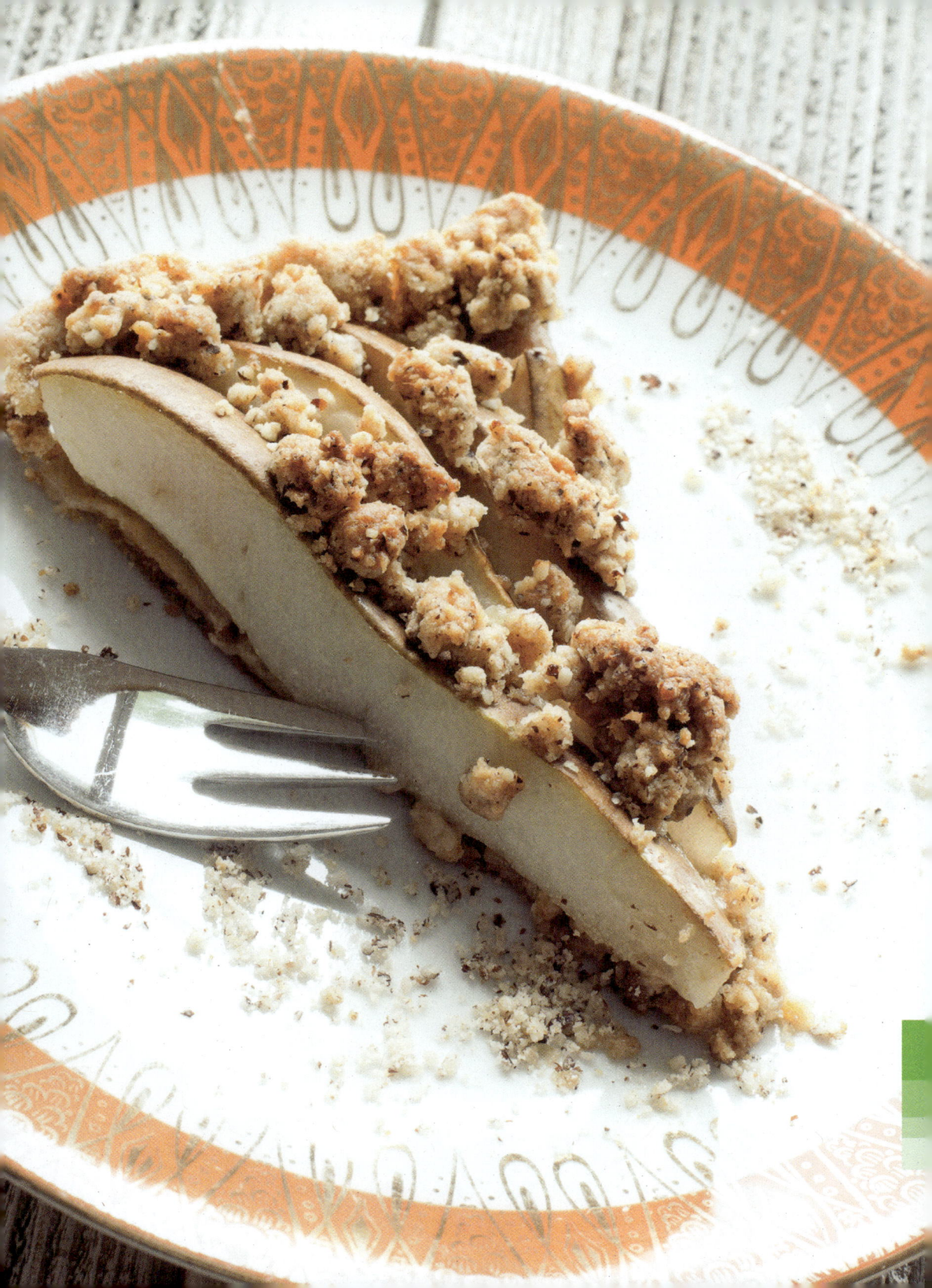

Schneller Obstkuchen

Ergibt 12 Stück

Für den Teig:
3 Eier
140 g Zucker
geriebene Schale von ½
Zitrone, unbehandelt
225 g Weizenmehl (Voll-
korn oder mit Type 405
gemischt)
1 TL Backpulver
Für den Belag:
1 kg Obst nach Saison,
z.B. Äpfel, Pflaumen,
Beeren

1. Eier mit Zucker und Zitronenschale schaumig schlagen.
2. Das mit Backpulver gemischte Mehl unterrühren.
3. Teig in eine gefettete Springform (ø 26 cm) füllen und
   mit dem geschälten, zerkleinerten Obst belegen.
4. Im vorgeheizten Backofen bei 180 °C auf der mittleren
   Schiene 25–30 Minuten backen.

→ **Tipp**

*Evtl. nach dem Backen mit Zucker-Zimt-Gemisch
bestreuen: Dazu 2 EL Zucker mit ½ TL Ceylon-Zimt
vermischen.*

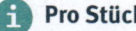 **Pro Stück**
Energie 170 kcal / Fett 2 g / Eiweiß 4 g /
Ballaststoffe 3 g / Kohlenhydrate 33 g

Dunkler Schokokuchen

Für eine kleine Kastenform
Ergibt 12 Stück

220 g Weizenvollkornmehl, evtl. mit Type 405 gemischt
3 EL Speisestärke
130 g Zucker
1 Msp. Vanillemark
6 EL Kakaopulver (ungesüßt), ca. 40 g
1 Prise Salz
1 TL Backpulver oder Haushaltsnatron
200 ml kalter Rooibos- oder Kakaoschalentee
80 ml Rapsöl
1–2 EL Zitronensaft, frisch gepresst
100 g dunkle Kuvertüre (vegan)

1. Mehl mit Stärke, Zucker, Vanillemark, Kakaopulver, Salz und Backpulver bzw. Natron vermischen.
2. Tee, Rapsöl und Zitronensaft verrühren und mit der Mehlmischung zu einem dickflüssigen Teig verrühren.
3. Teig in eine gefettete Kastenform gießen und im vorgeheizten Backofen bei 180 °C 30 Minuten backen.
4. Kuchen in der Form auskühlen lassen und anschließend vorsichtig stürzen.
5. Kuvertüre klein hacken und im Wasserbad bei geringer Temperatur langsam schmelzen lassen. Den Kuchen damit bestreichen und abkühlen lassen.

→ **Variante**
Aus dem Teig können Sie in Muffinhütchen auch 12 Muffins backen.

→ **Tipp**
Statt Tee sorgt auch eine Banane, gemixt mit 120 ml Wasser, für ausreichend Flüssigkeit.

 Pro Stück
Energie 212 kcal / Fett 8 g / Eiweiß 4 g / Ballaststoffe 3 g / Kohlenhydrate 30 g

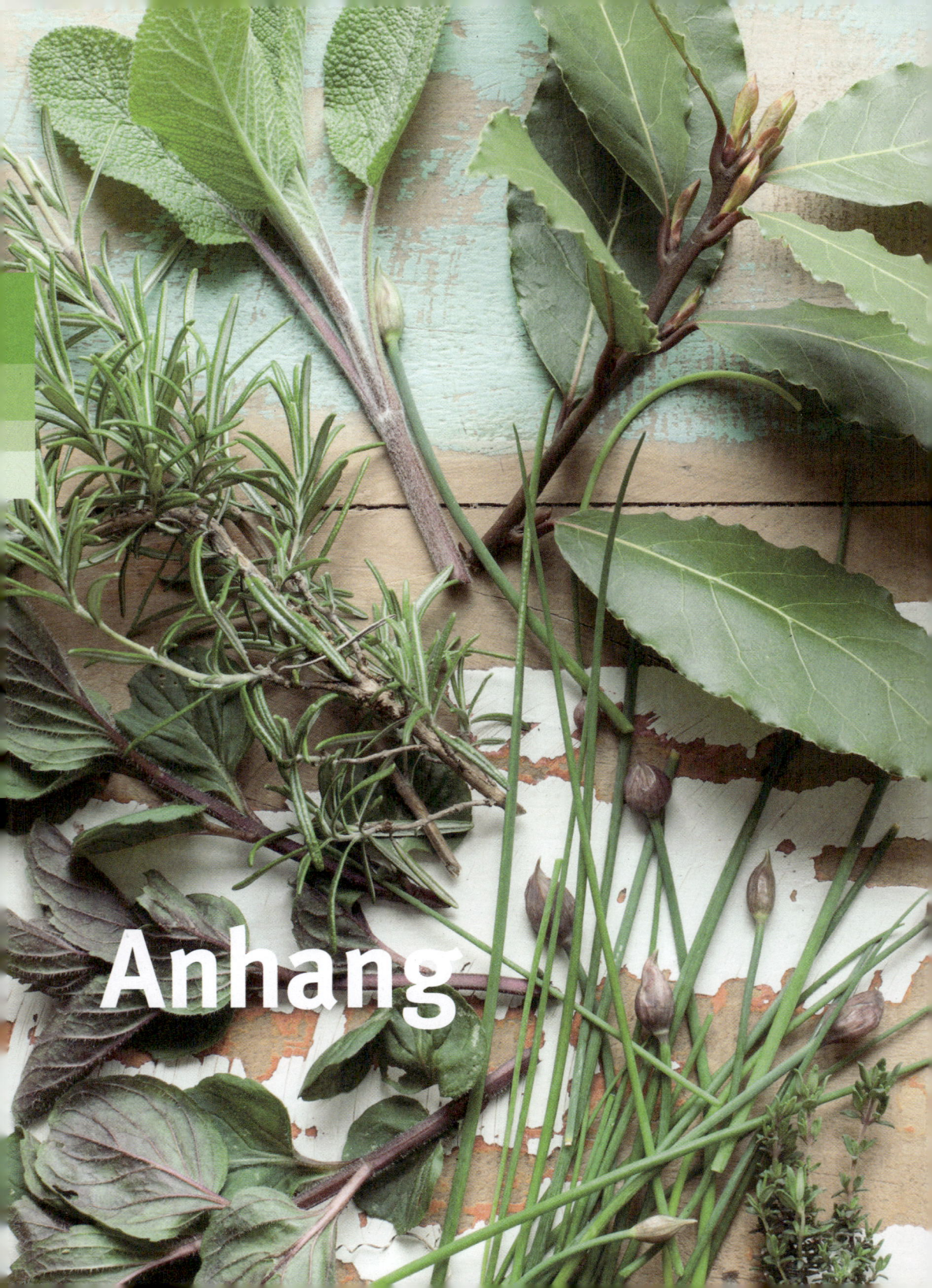

Anhang

Adressen

ERNÄHRUNGSEXPERTEN IN IHRER NÄHE

Es ist es wichtig zu wissen, dass der Beruf des Ernährungsberaters in Deutschland nicht gesetzlich geschützt ist. Im Prinzip darf sich jede/-r Ernährungsberater nennen oder eine Praxis für Ernährungsberatung eröffnen. Es ist also nicht einfach, „die Spreu vom Weizen" zu trennen. Am einfachsten ist es, wenn Sie sich an den Kriterien der Krankenkassen orientieren. Viele Krankenkassen geben einen Zuschuss zu den Beratungskosten, wenn die von Ihnen gewählte Ernährungsfachkraft eine bestimmte Ausbildung absolviert hat. Grundvoraussetzung ist z. B. ein Studium der Ernährungswissenschaft oder Oecotrophologie oder eine Ausbildung als Diätassistent. Zusätzlich müssen die von den Krankenkassen anerkannten Berater noch eine Zusatzausbildung absolvieren und sich regelmäßig fortbilden. Auch Ärzte mit der Zusatzbezeichnung Ernährungsmedizin sind anerkannt. Verschiedene Institutionen überprüfen die Bedingungen und vergeben ein Zertifikat, wenn die Voraussetzungen erfüllt sind. Ernährungsberater/-innen mit einem anerkannten Zertifikat verpflichten sich zudem zur Produktneutralität. Weitere Informationen für die in Deutschland anerkannte und qualifizierte Ernährungsberatung finden Sie auf der Internetseite des Koordinierungskreises „Qualitätssicherung in der Ernährungsberatung und Ernährungsbildung" unter:
www.wegweiser-ernaehrungsberatung.de

Auf den folgenden Internetseiten finden Sie Adressen von Ernährungsfachkräften und Ärzten:

www.dge.de
Deutsche Gesellschaft für Ernährung e.V., Bonn

www.vdd.de
Verband der Diätassistenten – Deutscher Bundesverband e.V., Essen

www.vdoe.de
BerufsVerband Oecotrophologie e.V., Bonn

www.vfed.de
Verband für Ernährung und Diätetik, Aachen

www.quetheb.de
Deutsche Gesellschaft der qualifizierten Ernährungstherapeuten und Ernährungsberater e.V., Laufen

www.ugb.de
Verband für Unabhängige Gesundheitsberatung e.V., Wettenberg

www.bdem.de
Berufsverband Deutscher Ernährungsmediziner e.V., Essen

ADRESSEN DER VERBRAUCHER-
ZENTRALEN

**Verbraucherzentrale
Baden-Württemberg e. V.**
Paulinenstraße 47
70178 Stuttgart
Telefon: 07 11/ 66 91-10
Fax: 07 11/66 91-50
www.verbraucherzentrale-bawue.de

Verbraucherzentrale Bayern e. V.
Mozartstraße 9
80336 München
Telefon: 0 89/5 52 79-4
Fax: 0 89/53 75 53
www.verbraucherzentrale-bayern.de

Verbraucherzentrale Berlin e. V.
Hardenbergplatz 2
10623 Berlin
Telefon: 0 30/2 14 85-0
Fax: 0 30/2 11 72 01
www.verbraucherzentrale-berlin.de

Verbraucherzentrale Brandenburg e. V.
Babelsberger Straße 12
14473 Potsdam
Telefon: 03 31/2 98 71-0
Fax: 03 31/2 98 71-77
www.verbraucherzentrale-brandenburg.de

Verbraucherzentrale Bremen e. V.
Altenweg 4
28195 Bremen
Telefon: 04 21/1 60 77-7
Fax: 04 21/1 60 77 80
www.verbraucherzentrale-bremen.de

Verbraucherzentrale Hamburg e. V.
Kirchenallee 22
20099 Hamburg
Telefon: 0 40/2 48 32-0
Fax: 0 40/2 48 32-290
www.vzhh.de

Verbraucherzentrale Hessen e. V.
Große Friedberger Straße 13–17
60313 Frankfurt/Main
Telefon: 0 69/97 20 10-900
Fax: 0 69/97 20 10-40
www.verbraucherzentrale-hessen.de

**Verbraucherzentrale
Mecklenburg-Vorpommern e. V.**
Strandstraße 98
18055 Rostock
Telefon: 03 81/2 08 70-50
Fax: 03 81/2 08 70-30
www.verbraucherzentrale-mv.eu

**Verbraucherzentrale
Niedersachsen e. V.**
Herrenstraße 14
30159 Hannover
Telefon: 05 11/9 11 96-0
Fax: 05 11/9 11 96-10
www.verbraucherzentrale-niedersachsen.de

**Verbraucherzentrale
Nordrhein-Westfalen e. V.**
Mintropstraße 27
40215 Düsseldorf
Telefon: 02 11/38 09-0
Fax: 02 11/38 09-216
www.verbraucherzentrale.nrw

**Verbraucherzentrale
Rheinland-Pfalz e. V.**
Seppel-Glückert-Passage 10
55116 Mainz
Telefon: 0 61 31/28 48-0
Fax: 0 61 31/28 48-66
www.verbraucherzentrale-rlp.de

**Verbraucherzentrale des
Saarlandes e. V.**
Trierer Straße 22
66111 Saarbrücken
Telefon: 06 81/5 00 89-0
Fax: 06 81/5 00 89-22
www.verbraucherzentrale-saarland.de

Verbraucherzentrale Sachsen e. V.
Katharinenstraße 17
04109 Leipzig
Telefon: 03 41/69 62 90
Fax: 03 41/6 89 28 26
www.verbraucherzentrale-sachsen.de

**Verbraucherzentrale
Sachsen-Anhalt e. V.**
Steinbockgasse 1
06108 Halle
Telefon: 03 45/2 98 03-29
Fax: 03 45/2 98 03-26
www.verbraucherzentrale-sachsen-anhalt.de

**Verbraucherzentrale
Schleswig-Holstein e. V.**
Hopfenstr. 29
24103 Kiel
Telefon: 04 31/5 90 99-0
Fax: 04 31/5 90 99-77
www.verbraucherzentrale.sh

Verbraucherzentrale Thüringen e. V.
Eugen-Richter-Straße 45
99085 Erfurt
Telefon: 03 61/5 55 14-0
Fax: 03 61/5 55 14-40
www.vzth.de

**Verbraucherzentrale
Bundesverband e. V.**
Rudi-Dutschke-Str. 17
10969 Berlin
Telefon: 0 30/2 58 00-0
Fax: 0 30/2 58 00-518
www.vzbv.de

Rezeptregister

Register nach Hauptzutaten

➡️

Bildnachweis

Christian Hacker
Seite 20, 100, 103 und 104
sowie alle Rezeptfotos

fotolia
Seite 5: (links unten) Andrey Cherkasov
Seite 12: Zerbor
Seite 17: dschraudolf
Seite 24: jure
Seite 30: Rawpixel.com
Seite 33: emuck
Seite 36: cristi180884
Seite 42: rdnzl
Seite 58: vitals
Seite 68: popout
Seite 76: Cpro
Seite 84: janvier
Seite 90: Africa Studio
Seite 96: Romario Ien
Seite 108: goir
Seite 118: Sergii Moscaliuk

123RF
Seite 39: Safak Cakır
Seite 48: Paul Grecaud
Seite 62: ildipapp
Seite 71: iuliian
Seite 82: Le Moal Olivier
Seite 94: Pravit Kimtong
Seite 114: Luca Bertolli

iStock
Seite 46: Mirojak75
Seite 52: chictype

shutterstock
Seite 79: goodmoments

Expertenfotos
Seite 65: WWF
Seite 107: Verbraucherzentrale NRW

Umschlagfoto
iStock, Essentials Collection

Quellennachweis

Rezept Schoko-Quark-Aufstrich, Seite 131, aus: Mit Kindern essen, 1. Auflage 2016,
Verbraucherzentrale NRW

Grafik Seite 87: Mit freundlicher Genehmigung der Bundeszentrale für gesundheitliche Aufklärung.
Sämtliche Rechte vorbehalten.

216

2. Auflage 2020
© Verbraucherzentrale NRW, Düsseldorf

ISBN 978-3-86336-126-6
Printed in Germany

Impressum

Herausgeber
Verbraucherzentrale
Nordrhein-Westfalen e. V.
Mintropstraße 27, 40215 Düsseldorf
Telefon: 02 11/38 09-555
Telefax: 02 11/38 09-235
ratgeber@verbraucherzentrale.nrw
www.verbraucherzentrale.nrw

Mitherausgeber
Verbraucherzentrale Hamburg e. V.

Autorinnen
Infoteil: Dr. Maike Groeneveld
Rezepte: Kathi Dittrich

Fachliche Betreuung
Gabriele Janthur, Ursula Plitzko,
Nicole Schlaeger

Lektorat
Christina Seitz, Düsseldorf
www.christina-seitz.de

Koordination
Wibke Westerfeld

Nährwertberechnung
Luisa Cameli

Fotos Rezeptteil
Christian Hacker

Foodstyling
Wibke Westerfeld

Gestaltungskonzept
Lichten Kommunikation und
Gestaltung, Hamburg
www.lichten.com

Layout und Satz
Elke Günzel, two-up, Düsseldorf
www.two-up.de

Umschlaggestaltung
Ute Lübbeke, Köln
www.LNT-design.de

Druck
Himmer GmbH, Augsburg

Gedruckt auf 100 % Recyclingpapier
Redaktionsschluss: November 2019